患者と家族にもっと届く緩和ケア

ひととおりのことをやっても苦痛が緩和しない時に開く本

森田 達也
聖隷三方原病院 副院長 緩和支持治療科

医学書院

森田 達也　Tatsuya MORITA

1992年京都大学医学部卒業。1994年聖隷三方原病院ホスピス科，2003年緩和ケアチーム医長，2005年緩和支持治療科部長，2014年副院長。緩和治療の専門医として，「時期を問わない」緩和治療，緩和ケアに携わる。2012年より京都大学臨床教授。Textbook of Palliative Medicine and Supportive Care (Second Edition)をBruera E, Higginson I, von Gunten CFと共同編集。Journal of Pain Symptom Management, Journal of Palliative Medicineの編集委員(editorial board)。

患者と家族にもっと届く緩和ケア
ひととおりのことをやっても
苦痛が緩和しない時に開く本

発　行　2018年11月1日　第1版第1刷Ⓒ

著　者　森田達也（もりたたつや）

発行者　株式会社　医学書院
　　　　代表取締役　金原　俊
　　　　〒113-8719　東京都文京区本郷1-28-23
　　　　電話　03-3817-5600（社内案内）

印刷・製本　アイワード

本書の複製権・翻訳権・上映権・譲渡権・貸与権・公衆送信権(送信可能化権を含む)は株式会社医学書院が保有します。

ISBN978-4-260-03615-3

本書を無断で複製する行為(複写，スキャン，デジタルデータ化など)は，「私的使用のための複製」など著作権法上の限られた例外を除き禁じられています．大学，病院，診療所，企業などにおいて，業務上使用する目的(診療，研究活動を含む)で上記の行為を行うことは，その使用範囲が内部的であっても，私的使用には該当せず，違法です．また私的使用に該当する場合であっても，代行業者等の第三者に依頼して上記の行為を行うことは違法となります．

JCOPY　〈出版者著作権管理機構　委託出版物〉
本書の無断複製は著作権法上での例外を除き禁じられています．複製される場合は，そのつど事前に，出版者著作権管理機構(電話 03-3513-6969，FAX 03-3513-6979，info@jcopy.or.jp)の許諾を得てください．

はじめに

　この数年，緩和ケアに関する参考書は山のように増えた。痛み，呼吸困難，悪心嘔吐に関するガイドラインが出版され，日本語で読める教科書もある。マニュアルの類は言うに及ばず，経験をいかしてあれこれ工夫をこらした書籍が何冊何十冊と世に出ている。
　――それでもなお，まだ「緩和されていない苦痛」に日々遭遇する。

　医師も看護師も薬剤師も製薬メーカーも行政担当者もできそうなことはすべて手を尽くしていると思うのだが，緩和されていない苦痛が今もなおあるのはどうしてだろうか。思うに，緩和されていない苦痛には2種類ある。
　1つは，「もう一歩」「あと一息」な場合で，だいたい教科書に書いてあるような必要なことはやっているんだけど，「その患者さんのニード」にもう一工夫が足りない場合。薬を飲む時間を変えるとか，身体の向きを少し変えるとか，がらっとよくなるわけではないけど，ちょっとした工夫に気が付いていない。
　もう1つは，本当の難治性の苦痛。英語だと，refractory symptomという。苦痛が強いという意味ではなく，最大限の治療をやってもよくならないことを表す。pain refractory to all available treatments（すべての治療に抵抗性の痛み）のように使う。
　だから，「もう一息のちょっとした工夫とは何か」と「本当の難治性の苦痛にどう立ち向かうか」，この2つがまだ埋まっていない。

　緩和ケアについて何冊かの本を書いて，もう書いて残しておいた方がいいことはだいたい書き終わったかなあと思っていたのだが，「ひととおりのことをやっても，まだ苦痛が残っている時にできること」をまとめておいたら患者さんの役に立ちそうだと思い当たった。実際に書籍が世に出るまでには，僕の努力というよりも，例によって医学書院の品田暁子さんの力によるものが大きい。

はじめに

　緩和ケアの勉強をすると，まず最初に「WHO方式がん疼痛治療法——鎮痛薬使用の5原則」を習う読者が多いと思う。①経口で（by mouth：簡単な方法でという意味である），②時間通りに（by the clock：ものすっごく痛くなってからじゃないという意味），③ラダーに沿って（by the ladder：強い痛みには強オピオイドをという意味），④患者に合った量で（for the individual：ものすっごく多く感じても患者が鎮痛できていて副作用がなければOKという意味）と，4つめまでは具体的でうんうんなるほどと思うのだけど，最後は，⑤細かい配慮を（with attention to detail）…。「ん？　何これ？　アバウトすぎない？？」と思った記憶はないだろうか。もともとの原文では，患者に「この薬は何に効くから何時に飲んでね」と紙に書く，などと書いてあるのだけど，もっと広い意味で，あれこれ配慮しないといけないことが無数にある。本書は，WHOが数語ですませたattention to detailを現場に合うように細かくしつこく書きためた本といえる。

　自分の妄想としては，AI時代になれば，患者の状態，服薬の状態，数日のモニタリングの結果をコンピュータに入れると，てけてけてけ…「1回分のオピオイドを＠mgに増やしてみてはどうでしょうか」とか「今，20時に飲んでいるなんとかコンチンを22時に飲んでみてはどうでしょうか」といったちょっとした工夫をスマホが喋りだす時代になりそうだ。この本は，AIが調べにいく着眼点のデータベースにもなるんじゃないかなあと思っている。

　治療抵抗性の苦痛については，「本当の治療抵抗性の苦痛に何ができるか」をテーマに各章の最後に書いた。ちょうど2018年現在，日本緩和医療学会のガイドラインとして『がん患者の治療抵抗性の苦痛と鎮静に関する基本的な考え方の手引 2018年版』（金原出版）が出版されようとしている。これはもともと「鎮静のガイドライン」と呼ばれていたも

のだが,「鎮静する／しない」が重要ではなく,「苦痛が取れない時に何をしたらいいのか」を議論することが本質,との最近の国際的な議論を受けたものである.

　ひととおりのことをした,できる工夫も思いつくことは尽くしたと思う.それでも「治療抵抗性の苦痛」は残る.どうやって治療成績を上げていくか….ホスピスケアの黎明期に,痛い時だけ頓用で打っていたモルヒネを少量ずつ定期的に飲んだら副作用なく痛みが抑えられることを発見したことは,とてもとても大きな驚きだったに違いない.それくらいの大きなブレイクスルーが求められる.

　大きな進歩がみられるまでは,「どんなに手を尽くしても治療抵抗性の苦痛はある」ことを前提に,何を治療目標にするかをよく患者と相談することが何よりも大事だ.熱心な医療者が不必要に「自分の努力が足りないから苦痛が取れないんだ」と自分を責めなくてもよい(ちょっとは責めた方がいい人もいるのかもしれないが,そういう人はこの本を手に取らないだろうから,今これを見てくれている読者はあまり自分を追い込まないようにしてほしい).

　本書が「ひととおりのことをやっても,まだ苦痛が残っている」時に,ああ,これやったら苦痛が取れるかも,という着眼点を見つけることに役立てば幸いである.また,いつものことながら,「薬を増やす」だけではなく多様な視点を筆者に教えてくれた,一緒に働いてきた聖隷三方原病院の特に看護師さんたちに感謝したい.

2018年8月

森田達也

目次

はじめに　iii

治療抵抗性の苦痛：概論　1

第1章　痛みが取りきれない時　7

- **Overview**　8
- **難治性ではないはずの痛み**
  ──理由を見分けて対処する

  マットが硬い　14
  がんで痛いんじゃなくて筋肉の虚血　18
  安定した痛みだったのに急に痛くなった（出血，感染，虚血，穿孔）　23
  もともと（がんと関係ない首・肩・腰が）痛い　28
  折れている！　32
  非オピオイド鎮痛薬が入っていない　37
  経口麻薬を増やしても効かない（理由① オピオイドが吸収されていない）　42
  経口麻薬を増やしても効かない（理由② もともと効かない痛みである──神経痛）　48
  経口麻薬を増やしても効かない（理由③ もともと効かない痛みである──頭痛）　55
  経口麻薬を増やしても効かない（理由④ 絶対量が足りない）　60
  フェンタニル貼付剤を増やしても効かない（耐性ができている）　65
  痛い時間帯に鎮痛薬が足りない（夜編）　69
  痛い時間帯に鎮痛薬が足りない（昼編）　75
  動いた時だけ痛い（理由① 身体をひねっている）　80
  動いた時だけ痛い（理由② 痛くなる前に薬を飲んでいない）　83
  ご飯を食べると痛い（無理してご飯を食べている）　87
  レスキュー薬を飲んでいない（理由① 便秘，吐き気が嫌だから）　90
  レスキュー薬を飲んでいない
  （理由② 定期薬を飲んだらレスキュー薬は飲まないようにしている）　95
  レスキュー薬が来るまでに時間がかかる　98
  レスキュー薬の量が足りない　102
  レスキュー薬の投与間隔が長すぎる　106

オピオイドが増やせない（理由① 吐き気） 109
オピオイドが増やせない（理由② 眠気，せん妄） 112
何を使っても精神症状が出てしまう高齢者 117

■ **本当の難治性疼痛**
治療目標を決める 120
本当の難治性疼痛の緩和治療の流れ——「最終ライン」の手前まで 121
（現状の）「最終ライン」——メサドンとくも膜下モルヒネ 128
「最終ライン」としてメサドンもくも膜下モルヒネも使わない場合の対応 131

第2章 せん妄が取りきれない時 135

■ **Overview** 136

■ **難治性ではないはずのせん妄——理由を見分けて対処する**
尿閉・宿便で落ち着かない 139
かゆみ・発熱・口渇で落ち着かない 142
夜間の点滴差し替えで目が覚める 146
多尿・頻尿で目が覚める 149
もともとの習慣や，「したいこと」がある 153
聞こえない・見えない 157
治せる（こともある）せん妄の原因がある
（高カルシウム血症，がん性髄膜炎，トルソー症候群，高アンモニア血症，ビタミン B_1 欠乏） 160
ステロイドが夕方に投与されている 165
せん妄になりやすい薬を飲んでいる 168
モルヒネ投与中に腎機能が悪化した 172
セレネース®で眠れない 176
IVルートが取れない 183

■ **本当の難治性せん妄**
治療目標を決める 187
基本の薬物療法でおさまらない時の薬物療法 189

目次

呼吸困難が取りきれない時　193

- **Overview**　194
- **難治性ではないはずの呼吸困難
  ──理由を見分けて対処する**
  - ムシムシしている　198
  - 酸素飽和度が低い・酸素が吸えていない　201
  - ちょっと対応すればなんとかなる原因（溢水，感染，胸水）　205
  - 気道狭窄がある──酸素飽和度は正常，肺野も問題ないはずなのに…　210
  - 上大静脈症候群──顔と手がむくんできた　213
  - 頻度は低いけれど，あったら治療できる原因（心嚢水，気胸）　216
  - ステロイドが入っていない──何にでも効くわけではないけれど…　219
  - オピオイドを増加しすぎ──増やしていったらなんか変
    （視線が合わない・話ができない，ピクピクする，せん妄になった）　223
  - オピオイドの早送りをしないでベースアップだけしている　228
  - レスキュー量が少なすぎる──フェンタニル貼付剤を使っている人にモルヒネ注を併用したら早送りしても効かない　231
- **本当の難治性呼吸困難**
  - 治療目標を決める　234
  - 少量のモルヒネ／オキシコドンで効果がない時の薬物療法　236

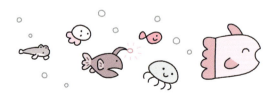

第4章 悪心嘔吐が取りきれない時 241

- **Overview** 242
- 難治性ではないはずの悪心嘔吐
  ──理由を見分けて対処する
  - 胃に内容物が溜まっている 244
  - 原因がわかれば治せる病態（頭蓋内圧亢進，高カルシウム血症） 247
  - 見落とされがちなよくある原因（便秘と胃潰瘍） 249
  - crashed stomach 症候群という病態 251
  - 口腔カンジダ・口腔内が汚れている 254

Check Point 一覧 256

索引 258

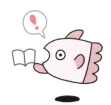

イラスト　ふるやまなつみ
本文デザイン　hotz design inc.

治療抵抗性の苦痛：概論

治療抵抗性の苦痛と難しい苦痛を見分ける

　似たような言葉に聞こえますが，治療抵抗性の苦痛，難しい苦痛，（ついでに耐え難い苦痛），は意味が違います（ 表1 ）。

　治療抵抗性の苦痛というのは refractory symptom といって，pain refractory to intensive palliative care などと表現し，今考えられる最善の治療をしても緩和できない苦痛，もう緩和する手段がないとみなされる苦痛のことを指します。

　難しい苦痛（difficult symptom）は，実は治療抵抗性ではないんだけれど，見落としていることがあったり，工夫が足りないことがあって緩和できていないだけでがんばればまだいけるよ，という意味です。医学用語というよりは口語です。

　耐え難い苦痛（intolerable symptom）はさらに意味合いが違っていて，苦痛を緩和できるかどうかとは関係なく，患者が「もう耐えられない」ということです。

　これはまあ概念上の整理で，「あれあれがあるから治療抵抗性」「これこれだから治療抵抗性ではない」といえることではありません。苦痛が本当に治療抵抗性なのか，まだできることがあるのか？ を見分けることは個々のケースでは容易なことではありません。地域や施設によって実際に利用できる方法に限りがあるでしょうし，すべての方法を理論上実施できるような環境で働いていても，「本当にそれやったらよくなるのか」はわからない…悩みは尽きません。

　ですから，「refractory symptom と difficult symptom は違うよ」というのは，簡単に治療抵抗性といわずに，できることを本当に最大限やったかよく見直そうね，という警句の意味程度にとらえてもらったらいいと思います。

表1 「治療抵抗性」か,「難しい」か,「耐え難い」か?

治療抵抗性の苦痛 refractory symptom	緩和する手段が本当にない苦痛
難しい苦痛 difficult symptom	本当は方法があるけれど緩和できていない苦痛 "にせ"治療抵抗性の苦痛
耐え難い苦痛 intolerable symptom	患者が「もう耐えられない」という苦痛

表2 本当に治療抵抗性かを判断する5原則

1. 同じ職種の中で最も経験のある人の意見を聞く
2. 苦痛の原因をちゃんと知る(「がんだから」じゃなく)
3. 施設内の"その苦痛の専門家"の意見を聞く
4. 本,ウェブ,メールなど,外の情報ツールを使う(ぐーぐる先生含む)
5. 正直なことが言えるくらいの規模でチームカンファレンスを開く

本当に治療抵抗性かを判断する5原則

　本当に治療抵抗性かを判断することは,専門家にも難しいことがしばしばあります。しかし,どんな場所でも成り立つ5原則をまとめます(表2)。

　1つめ。同じ職種の中で最も経験のある人の意見を聞くこと。緩和ケアはまだまだ経験に依存していることが多く,「似たような苦痛」のある人が「あれでよくなった」「これでよくなった」方法を知っている経験はこれまでにみた患者数に比例します。筆者の持論として,1,000人みるとだいたい同じようなことの繰り返しになる(経験していないことはあまりない),と思っていますが,筆者でもまだ初めて出会うケースが年に数件あります。少なくとも200人,500人をみた経験のある人,職場で最も経験のある同職種の人にまず聞きます。最も経験のある人に聞きにくければ,その次かさらにその次くらいに…。

2つめ。「どうしてその苦痛が生じているのか」の原因をちゃんと知る。終末期というと苦痛があっても原因がはっきりと把握されていないことが少なからずあり、「がんだから」という答えが返ってくることがあります（いやいや，がん患者が痛くなるのは全部がんのせいとも限らんがな…）。原因によって対応策がわりと違いますから，「なんで，その苦痛が生じているのか」をちゃんと理解できるようにします。原因の把握は画像検査が最も頼りになることが多いので，症状のある場所が本当にどうなっているのか，そこにがんがあるのか，他の原因なのかを画像を確認して共有するようにします。たまに，胸部が痛い痛いと言っている人の服をめくってみると，あれ，帯状疱疹が…という事態はちょっと恥ずかしい（患者に申し訳ない）。

　3つめ。"その苦痛の専門家"の意見を聞く。カンファレンスまではしない段階でも，「どこが痛い，この原因で」「せん妄になっている，この原因で」「呼吸困難が取れない，この原因で」が言えれば，各専門家はそれなりに次のオプションを提示できます。緩和治療の専門家がこの役割になる施設もありますが，疼痛では麻酔科医・ペインクリニック医，せん妄では心療内科医・精神科医，呼吸困難では経験のある呼吸器科医が対応の幅の広いケースを持っていることもあります。その施設で，まずは知ってそうな人に声をかけていくというのが大事です。
　緩和ケアチームを始めた頃，膵臓がんで鎮痛が今ひとつな患者をみることが多く，一方，麻酔科は「腹腔神経叢ブロックはいつでもやりますよ」と同じ病院内で言っている――それを消化器内科医に言うと「ええ？　そんなことしてもらえるの？　知らんかったわあ…」。同じ施設内でできることでも「何ができるのか」を他の部署の人たちは知らないことがあり，（患者が）損してます。

　4つめ。本，ウェブ，メールなど，外の情報ツールを使う。これも個人でできることですが，最近すごいなあと思うのは，ウェブで調べると筆者が見てもまあまあ妥当な対応が書いてある（明らかにあやしいサイ

トも多いですが)。筆者の周りでは，「う～ん…わかんないから，ぐーぐる先生にまず聞いてみる？」と言ってますが，この先生，侮れません（スペルはGoogle先生です）。

　まっとうなところでいえば，日本緩和医療学会のガイドラインを症状別に開くと，それなりのことは書いてはあります。ちょっと知り合いが多い人は，自分は知らなくても知っていそうな人にメールで「ねぇ，こんなの経験したことある？」って聞くと，「ああ，それなら誰々に聞いたらいいよ」と教えてもらえたり，施設内で知り合いの多そうな人に聞いてもらうだけでも突破口が見つかることがあります。

　5つめ。行き詰まったらチームカンファレンスを開く，できれば，正直なところが言えるくらいの規模で。
　4つめまでは個人でまずできることを積み重ねるのですが，どこか方針を決めるところでは，ささっとでいいので関係者で知識を持ち寄って集まると，意外と何か方法が見つかるか，あるいは，方法は見つからなくても「目標が設定できる」ことが多い。例えば，痛みが取れないとして痛みを取ることにやっきになっている時（それはそれで大事なことなのですが），「そういえば，来週娘さんが来るからそれまでは『これくらいの痛みがあってもいいけど，夜は眠りたい』って言ってました」――えっ？　そうなの，何かしなくていいの？――「はい，今くらいなら夜さえ眠れればまあいいみたいです…」。各自が持っている情報量というのはわりと少ないので，"ごちゃっと持ったまま"集まることで全体像をつかめます。

患者との相談：現実的なゴールを設定する
　取りきれない苦痛を目の前にして5原則で行動しているうちに，気が付いていない工夫ができて苦痛が減った時はいいのですが，残念ながらそう単純なハッピーエンドばかりでもありません。で，苦痛が本当に治療抵抗性なのかわからないのですが，なんにせよ，どうもこれはそんなに簡単には緩和できないらしい…。そうなると，「患者さんと現実的

なゴールを設定する」ことが一番大事です。

「ゴルフに行っても痛くないようにしてほしい」「せめて買い物には行きたい」…わかりますよ，わかります。でも，現実的にかなわない場合もあります。そういう時は，ヘタに「まだ痛みが取れるはずだ」といってオピオイドを増やしてばっかりいると，せん妄になったりぼうっとしたり，誤嚥して肺炎になったり，かえって患者が「そんなはずじゃなかった」ということになりがちです。だから，「現実的に，何が目標になるのか」をちゃんと話すようにします（話せるうちに）。

化学療法，手術治療，すべての治療に達成可能な限界があるように，緩和治療にも達成可能な限界があり，限界がある中で何を目標にしていくか，目標を決める話をすることが大事になります。

ちょっと遠い話ですが，最近，「すべての苦痛を医学はなくせるのか」という議論があります。2017年，「そもそも医学が人間の苦しみをすべてなくすことを求めるのは合理的なのだろうか。医学が死をなくしてしまうことができないように，医学がすべての人間の苦しみを和らげられるというわけではない（Is it reasonable to ask medicine to relieve all human suffering? Just as medicine cannot eliminate death, medicine cannot relieve all human suffering）」とする声明が米国内科学会から出されました[1]。この声明は海外で広がる「精神的苦痛に対する自殺幇助の合法化」に対する側面が多いのですが，「すべての苦痛がきれいさっぱり取れるわけではない」という現実を直視して目標を設定する必要があります。

| 引用文献 |

1) Snyder Sulmasy L, Mueller PS: Ethics, Professionalism and Human Rights Committee of the American College of Physicians. Ethics and the legalization of physician-assisted suicide: an American College of Physicians Position Paper. Ann Intern Med,167:576-578, 2017.

第 1 章

痛みが
取りきれない時

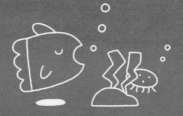

Overview

　がん疼痛がよくマネジメントされるようになったとはいえ，「80%が鎮痛できる」ということは「20%（5人に1人）は鎮痛できない」ということで相当な割合です．もし「90%が鎮痛できる」としても，「10%（10人に1人）は鎮痛できない」ということでわりと多いよなあと思います．

　がん患者の症状の中では，痛みの治療は世界中の経験が積み重なっていて，「これは難治性疼痛になる！」，つまり，最大限の鎮痛を行ったとしてもすっきり鎮痛するのは難しい状況になる病態が決まっています（表1）．

　病歴を見てもわかることが多いのですが，画像所見（CT検査かMRI検査）を1回でいいのでじっくり見て，「ああ，これで痛いのかあ」と納得できると痛みのイメージがつきます．

　ものすごく大ざっぱに言えば，難治性の疼痛は，①神経への浸潤が強い（神経障害性疼痛），②体動・排便など刺激に対する痛み（突出痛），のどちらかになります．

表1 難治性疼痛になる痛みの原因

神経への浸潤が強いため難治性になる疼痛
・頸髄・胸髄への直接浸潤
・壁側胸膜への広範な浸潤
・腕神経叢・仙骨神経叢への強い浸潤
・膵臓がんの腹腔神経叢への強い浸潤
体動・排便など刺激に対する痛みのため難治性になる疼痛
・全身に骨破壊のある多発骨転移
・膀胱・直腸の痛み

■Overview

- 頸髄への浸潤

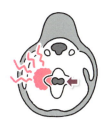

頸椎に囲まれた楕円形の部分（←）に頸"髄"が走っています．頸髄は神経の塊ですので，ここに浸潤が直接及ぶと痛みが強くなります

- 壁側胸膜への浸潤

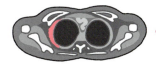

胸膜には肋骨に沿って肋間神経が走っています．胸膜の広範囲に及ぶ腫瘍が肋間神経を直接浸潤すると，強い痛みになります

- 膵臓がんの腹腔神経叢への浸潤

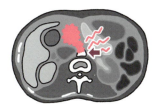

腹部の痛みを生じる神経は上腹部ほど密集していて，一番集まっている場所が膵臓の裏にあります（腹腔神経叢）．腹腔神経叢（←）に腫瘍が食い込んでくると（腫瘍の大きさには関係なく）痛みが強くなります

- 仙骨神経叢への浸潤

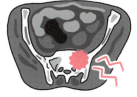

仙骨も神経が網目のように入り組んでおり，仙骨を大きく破壊する腫瘍では下肢への放散する痛みが強くなります

神経障害性疼痛

　神経への浸潤といった場合，人間の身体で神経が集まっていて，かつ，がんができやすい場所というといくつかに限られます。頸髄・胸髄（肺がんや骨転移から浸潤する），壁側胸膜（肺がんや中皮腫で胸膜全体が厚くなるもの），腕神経叢（肺尖部にできるパンコースト腫瘍と呼ばれるもの），仙骨神経叢（大腸がんや婦人科腫瘍，仙骨への転移が大きくなったもの），腹腔神経叢（上腹部の神経叢，膵臓がんで後面に浸潤してくるタイプのもの）になります。もちろん，これ以外にも顔面骨の三叉神経痛など他の神経浸潤もありますが，比較的頻度の高いものは限られています。

　腫瘍が神経そのものを破壊して進んできますので，神経が刺激され続けて強い痛みが生じます（ちょっと想像すると怖い…）。オピオイドが効きはするのですが，あれこれ手段を追加しても，すっきりとはしない感じになりやすいです。

突出痛

　もう1つのタイプが，体動・排便など刺激に対する痛みが主体のものです。これが厄介なのは，1日の間での痛みの差が激しいということです。オピオイドに代表される鎮痛薬は，安定した痛みを取るのは得意なんですが，痛みの強さそのものが変動してしまうと，定期鎮痛薬を少なめに維持すると痛い時間が多く，多めに維持すると痛くない時間に眠気が強いということになります。

●**安定した痛みであれば対応しやすい**

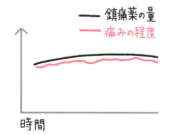

色線よりも黒線が上にあれば鎮痛できている，下だと痛みがあるということを表します。黒線が色線よりも上すぎると効きすぎとなります（眠気が出ます）

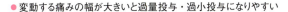

● 変動する痛みの幅が大きいと過量投与・過小投与になりやすい

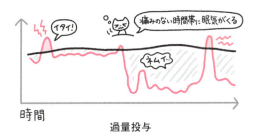

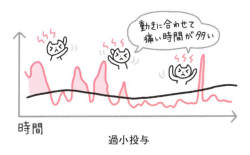

本当の難治性疼痛の場合

　本当の難治性疼痛か，そうでないかによって，その後の治療目標が設定されます（ 図1 ）。

　本当の難治性疼痛（①神経への浸潤が強い，②体動・排便など刺激に対する痛み）に該当する場合には，「痛みがスカッと取れるわけではない」ということを前提として，神経ブロックなどインターベンション治療を早期から念頭に置くことと，「眠気と鎮痛のバランスをどこに置くか」の相談をすることが大事です。「80%が鎮痛できる」「90%が鎮痛できる」は全体で見たらそうなのかもしれませんが，このような難治性疼痛に苦しむ患者からすれば，自分だけの真実がすべてですから，「痛みが（すっかりとは）取れない」事実を体験することになります。真の難治性疼痛への対応については，「本当の難治性疼痛」（→ pp.120〜133）にまとめています。

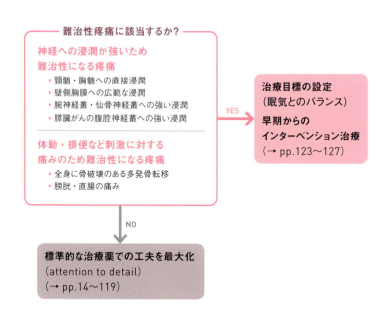

図1 痛みの治療目標の設定

難治性疼痛ではないはずの場合

表1（→p.8）に該当しないがん疼痛はおおむね通常の薬物療法を中心とした鎮痛治療でなんとかなることが多いのですが，それでもなお「痛みが十分に取れている」実感はないでしょう。ここに，「細かい配慮」の重要性があります。「WHO方式がん疼痛治療法」というと「3段階除痛ラダー」を思いつく人が多いと思うのですが，3段階除痛ラダーは5原則の1つです（表2）。一番最後に，「その上で細かい配慮を（with attention to detail）」というのがあり，要するに，ちょっとした工夫をあれこれしてね，ということです。でも，どういう工夫があるの？ を細かくまとめた本ってなかなかありません。細かい配慮ってなんやねん…を，「難治性疼痛ではないはずの痛み——理由を見分けて対処する」（→pp.14～119）にまとめています。

表2 WHO方式がん疼痛治療法──鎮痛薬使用の5原則

- 簡便な投与経路で（通常は経口で）
- 時間を決めて（痛い時の頓用だけではなく）
- 除痛ラダーに沿って（強い痛みにはオピオイドを）
- 患者に合った投与量で
  （痛みが取れて副作用がないなら上限はない）
- **その上で細かい配慮を** ← この本ではこれを取り上げます

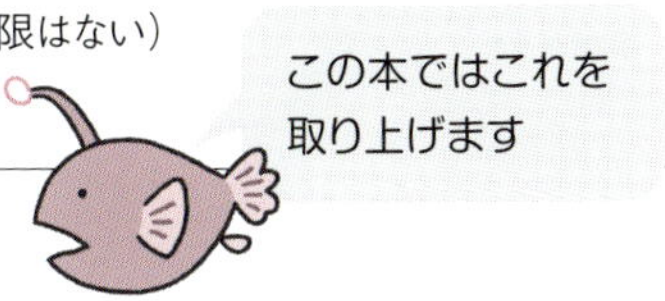

難治性ではないはずの痛み――理由を見分けて対処する

マットが硬い

判断するカギ こんな言葉，こんな症状がカギになります

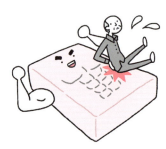

- 朝起きた時，特に痛い
- 発赤程度の褥瘡ができてきた
- 「どこが痛いですか?」
  ――「同じ側しか向けないから，ここ(下)が…」
  ――「やせてきちゃって，骨が当たるところが…」
- 「家だと柔らかいベッドで寝てたので…」

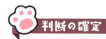
判断の確定

- 患者の表現で，実際にマットを替えて痛みが軽快すればマットのためとする(治療的診断)

　マットの硬さを整えるというのは基本中の基本だと思うのだけれど，わりと見逃されている時があります。がん疼痛ではないのでもちろんオピオイドを増量しても効きません。マットが硬いせいで当たるところが痛い，というその「痛み」そのものが難治性疼痛ととられることはほとんどありませんが，マットが硬いせいで夜眠れない，夜眠れないから休息が取れずに痛みを強く感じる，とか，寝返りが打ちにくい，変に身体

を動かすから余計に痛い,という悪循環の一部をつくっていることがあります。

骨が当たる,だから痛い

「どこが痛いですか」と質問できればはっきりするのですが,わりと多いなと思うのが,「最近,やせてきちゃって」に続く言葉が,「やせてきたから,骨が当たって痛い」。がんの進行に伴って悪液質が進むと,カロリー摂取量も減りますが,カロリーはそこそこ入っていたとしても異化が亢進して筋肉量がどんどん落ちていきます。なので,普段なら筋肉と脂肪で隠されていた骨がマットと当たるようになって痛みの原因になります。

ベッドの硬さくらいは希望に沿いたい

もう1つ,家具の量販店などでも,"硬さで選べるマットレス"のレパートリーが増えてきたせいか,単純に「このベッド,硬すぎる」と言われる場合があります(痛みというより寝心地が悪いという文脈かもしれないけれど)。旅館に行った時に「浴衣が選べます」と言われるのと同じように,病院でも「ベッドの硬さが選べます」まではなかなかならなそうですが,ただでさえしんどい時に自分に合わない硬さのマットで寝ないといけないなんて…。できるだけのことはしてあげたいと思います。

判断としては,実際にマットを替えてみて,痛みが軽快すればマットのためとします。いわゆる治療的診断です

対応

- マットの硬さを調整する
- エアマットの選択は慎重に

　マットを柔らかくする，が基本ですが，「もともとどういう環境で眠っていたか？」と，「現在のADLがどれくらいか」がマットを選択する判断の基準になります。痛みがある時期はそこそこ身動きができるので，エアマットにしてしまうとかえって身体が沈んで起き上がりの時に他の部位に力がかかって痛くなることがよくあります。エアマットの選択は慎重にしましょう。

うまくいかなかったら戻せばいい

　ちょっと難しいなと思うのが，「もともと布団で寝ていた」，しかも，「布団の下に戸板をひいて寝ていた（背筋が伸びるから）」という場合。郡部（田園地区・山間部）の方にお住まいの高齢者に多い気がします。そうなると，マット自体は柔らかいほうが痛みにはいいんだけど，「こんなに柔らかいのに寝るの，慣れてないから寝れん」という堂々巡りになることが…。

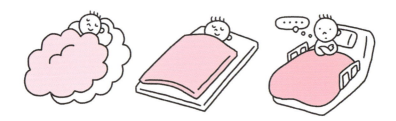

それでも，マットは「とりあえずやって試してみる」ことができるので，迷ったら「一度替えてみます？　具合悪かったら元に戻すので」という方針がいいかと思います。マットに限らずですが，手術や抗がん剤と違って，大抵の緩和治療は，「ちょっと試してみて，だめなら元に戻せる」と患者に声をかけてあげると，する前にあれこれ悩まず「うまくいかなかったら戻せばいいのね」と思ってもらえます。

医師や看護師が計画を持っていくと，「一度やったらもう戻せないのか」と思う方は多いようです。「ダメだったら戻せばいいから，気に入らなかったら言って」という保証が思いのほか大事だなあと思います

Check Point

- 起きた時に痛む——マットの硬さはそれでいいと言っていますか？

| 根拠となる研究・文献 |

ちゃんと調べたことはないのですが，根拠となるような文献はなさそうです。

難治性ではないはずの痛み——理由を見分けて対処する

がんで痛いんじゃなくて筋肉の虚血

判断するカギ こんな言葉，こんな症状がカギになります

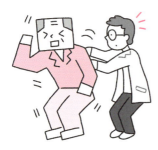

- 「どこが痛いですか？」
  ——「背中（肩）がこっちゃって」「パンパンに張っちゃって」
- 「痛いところここですか？」（ギュッと押す）
  ——「ああ，そこ，おさえてもらうと気持ちいい」
- 「肩甲骨と肩甲骨の間が痛くて…」
- 「朝起きると身体中が痛くて…」

- 筋肉のこわばりと圧痛点を確認する
- 疼痛部位に腫瘍（筋肉内転移，筋肉内浸潤）がないことを画像で確認する

「筋肉の虚血による痛み」は，横になっている時間が長い進行がん患者では見逃されている——というか，がんの痛みとごっちゃになってしまっていて，それが「筋肉の痛み」だとはあまり認識されていないことが多いと思います。緩和ケアチームの依頼で患者に聞きに行って，「で，どこが一番痛いですか？」「このおなかの奥が痛くて（膵臓のところ）」，「（ここは膵臓がんの内臓の痛みでいいよなあ），他にもどこかあ

りますか？」「背中を伸ばして寝れないからさ，背中の筋がずっと痛くて…」，「（脊柱起立筋を触ってみる）ああ，ここですねぇ，パンパンですねぇ，ここ（ギュッと押す）痛い？」「ああ，気持ちいいっすね，こってる感じ」。

　ちょっと想像してもらうとわかると思いますが，インフルエンザで寝込んじゃうと，病気そのものは治っても1日，2日と寝ていると身体のあちこちが硬くなり痛くなってきますよね？　動かしていないせいで虚血が強くなるせいですが，臥床している患者は常に身体全体の筋肉があんな感じになっているとイメージするといいと思います。

　筋肉の虚血の起こりやすい場所というと，①頭頸部がんの人の肩の痛み（肩が本当に"パンパンッ"になります），②膵臓がんの人の脊柱起立筋の痛み（膵臓がんだとおなかを少し丸めた状態じゃないと寝れない人が多いので，ずっとその姿勢が続いてしまうからです。

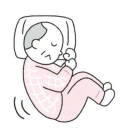

　さらに，③腹水で腹部膨満のある人の背中の痛み（圧力がずしんとかかるから）などが思いつきます。基本的には，全身のどの筋肉でも動かせないところは筋肉の虚血になります。

● 膵臓に腫瘍，背中の筋肉に痛み

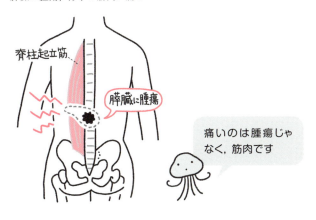

ちょっとマニアックなのは,「肩甲骨の間が痛い」という人,わりといますよね。その部位に胸椎の転移なり胸膜転移といったがん病変があればその痛みなのですが,がん病変がないのに「肩甲骨の間」が痛くなる人がわりといます。理学療法士によると,そこには菱形筋という筋肉が張っており,下を向いてじっとしていると虚血による疼痛を引き起こす場所として有名らしいです。

● 首に腫瘍,肩が張る

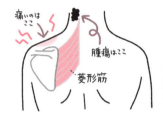

ずっとパソコンに向かっていると,肩甲骨の間が痛くなりますよね。それ,菱形筋の痛みです

エビデンス的には,がん患者の10%にがんと関係のない筋骨格痛があります(→ p.31)。英語で,cancer pain(がんによる痛み)は,pain in cancer patients(がん患者の痛み)と一緒ではないとよくいわれます。がん患者に熱が出たら全部腫瘍熱じゃないのと同じように(=インフルエンザになったり風邪をひくのと同じように),「痛いといってもすべてががんのせいではない」,この認識がまずは大事です。

「がん患者でも普通の人に起きる痛みの原因は起きる,がん患者でも風邪をひく」…至言です(誰が言ったかは知りません)

判断の確定は,筋肉のこわばりと圧痛点があること(触れば普通の人にはわかります,こっている感じ)と,逆にそこに腫瘍(筋肉内転移,筋肉内浸潤)がないことを画像で確認します。筋肉内転移,筋肉内浸潤

はあまり頻度が高くないので，左右両側に同じくらいのこわばりがあれば通常は筋肉の疼痛です。

- 理学療法を行う
- ガチガチに硬いところにトリガーポイントブロック（筋膜リリース）を行う
- 鎮痛薬でいくなら，非オピオイド鎮痛薬と筋弛緩薬（麻薬鎮痛薬は増やさない）

薬物療法の出番はあまりない

　筋肉の虚血の痛みにオピオイドは効きません。肩がこっているところにオキシコンチン®をいくら増量しても，患者はぼうっとなるだけで，肩こりはよくなりません。文字にすると本当に当たり前なのですが，臨床現場では，痛みの原因を1つひとつ見ていないと，「肩こりにオキシコンチン®増量」して，「効かないね〜」となっていることはちょこちょこあります。

　筋肉痛で薬物療法の出番はあまりなく，使ったとしても，まず，非オピオイド鎮痛薬のアセトアミノフェンやNSAIDsが入っていなければこれらを追加します。あとは，効果がいまひとつぱっとしないのですが，筋弛緩作用のある薬剤（テルネリン®，リオレサール®，セルシン® 2 mg，デパス® 0.5 mg眠前）を足すかどうかを考えるくらいです。

理学療法とトリガーポイントブロック

　一番効果があるのは，理学療法と，圧痛点にトリガーポイントブロックを行うことです。

　理学療法は，痛みのある筋肉を「ほぐしていく」のが基本なので，周りの関節から動かして，最終的には痛みのある（＝硬くこわばっている）筋肉群をぐるぐるまわして動くようにします。菱形筋では肩関節の運動を行います。

トリガーポイントブロックは，圧通点のあるところに局所麻酔薬1 mLずつでブロックしていきます．最近では，局所麻酔薬を打つことが重要なのではなく，筋膜リリースといってパンパンに張っている筋肉にすきまをつくることが重要らしいといわれています．

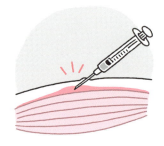

筋膜近傍に注射することで，癒着していた筋肉組織を動きやすくします（注射を用いないで理学療法・ストレッチで行うことも筋膜リリースと呼ばれます）

病院では，理学療法士に入ってもらってペインクリニック科に依頼したり，手が足りなければ自前でできる範囲で行えばよいかと思います．筋肉痛は，よくなれば，患者自身も「ああ，楽になった」と言われるので，しっかり鑑別して「麻薬だけで鎮痛しようとしないこと」が大事です．

Check Point

- 痛いところ，実は筋肉じゃないですか？

| 根拠となる研究・文献 |

筋骨格痛は臨床で見かけるわりには実証研究があまりありません．国内からトリガーポイントブロック注射の論文が出ていたりします．

- Hasuo H, Kanbara K, Abe T, et al.: Factors associated with the efficacy of Trigger Point Injection in advanced cancer patients. J Palliat Med, 20(10):1085-1090, 2017.

難治性ではないはずの痛み——理由を見分けて対処する

安定した痛みだったのに急に痛くなった
（出血，感染，虚血，穿孔）

判断するカギ こんな言葉，こんな症状がカギになります

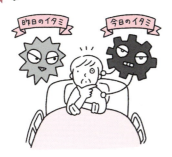

- 「いつもの痛み方じゃない」
- 安定した痛みだったのに急に痛くなった
- 普段と違う場所が痛い
- 2〜3回レスキュー薬を投与するがおさまらない

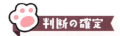
判断の確定

- **画像診断（おおむね造影CT）が必要**

　がん患者が「急に痛くなった」時は，出血，感染，虚血，穿孔，骨折を考えます〔骨折については「折れている！」(→p.32) を参照して下さい〕。

　上半身の場合はいずれもそれなりに判断しやすいことが多く，例えば，頭頸部や肺の出血なら喀血など目に見えて出血がわかりますし，感染でも咳や痰など何かの随伴症状があります。上半身で虚血といえば肺梗塞，心筋梗塞ですが，「うう〜〜」と胸をおさえて苦しくなるので，大抵の（普通の）医師・看護師なら，「あ，これ，心筋梗塞か何かだ，ま

表3 腹部に生じる急な疼痛悪化の原因

原因	症状
出血	・肝皮膜に接した肝転移からの腹腔内出血（もともと肝転移が皮膜に接している） ・動脈に接した／血管の多い腹部腫瘍からの腹腔内出血
感染	・胆管炎（季肋部を痛がる。上腹部に腫瘍があって胆管の通過障害がもともとある時が多い） ・腎盂腎炎（左右どちらかの脇腹／背中を痛がる。骨盤内の尿路に通過障害がもともとある時が多い）
虚血	・腸間膜血栓症（腹部全体の痛みになるので，理学所見であたりをつけるのは難しい） ・脾梗塞，腎梗塞（左右どちらかの脇腹／背中を痛がる）
穿孔	・消化管穿孔，良性のものも悪性のものもある

ずい」とわかるでしょう。

　わかりにくいのが腹部です。もともと腹部に腫瘍のあった人で急にひどい腹痛になった時，併発する合併症はいろいろあります（表3）。頻度的に多いのは，肝出血，消化管穿孔，腹部の感染かと思いますが，実際のところ，急に疼痛が悪化した患者全員が画像検査を受けるわけではないので，「たぶんがんの進行のせい」ということで診断されなかったものも多くあるに違いありません。

肝出血

　肝出血は，もともと肝転移が肝皮膜に接していて，場合によっては実際に破れたエピソードも過去に何度かあります。エピソードとしては，「急におなかの右側（肝臓のところ）が"ぎえええっ！"て痛くなって本当にあの時はどうなることかと思ったけど，なんか数日でおさまった」という人のCT画像を見てみると，肝皮膜下に出血のあとが描出されることが多くあります。出血の量によりますが，少量なら自然止血することも多いですし，大量に出てしまうと強い痛みにあれこれ鎮痛薬を投与している間に血圧が低下することも多くあります（出血しているので，痛みを訴えている時に脈の触れが弱い，という特徴があります）。

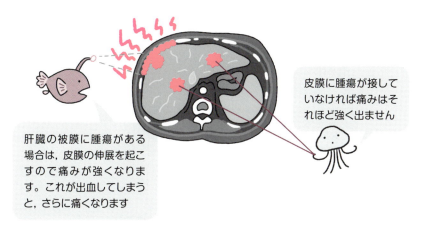

脾梗塞，腎梗塞

　脾梗塞，腎梗塞でも急激に痛くなりますが，「なんでそんなところを？」というところが痛くなるので，造影CT検査を行うと虚血になっている脾臓や腎臓が描出できて診断がつきます。梗塞は自然経過でみたり，抗凝固療法を行いますが，虚血がおさまれば痛みは減ります。たまに，「尿管結石で痛かった」というのもありますね。

消化管穿孔

　消化管の穿孔で注意しておくこととして，通常消化管穿孔では，筋性防御といって腹壁が固くなるのですが，悪性腫瘍があると痛みそのものも「突然生じた胃潰瘍の穿孔」よりもはっきりせず，筋性防御が全くないことがしばしばあります。

　筆者が研修医の時に，立て続けに「筋性防御の全くない消化管穿孔の事例」を受け持って調べたことがありますが，オピオイドやステロイドの影響，もともとのがん性腹膜炎の刺激もあるため，消化管穿孔が生じてもはっきりした理学所見（筋性防御など）がない人が10名中7名でした。若手の医師は「筋性防御がないので，穿孔はしてないみたいですね」とよくいいますが，「実はそうでもない」ことに注意が必要です。

- どこまで検査するかを相談して，はっきりさせることが患者・家族の利益になるなら，(造影) CT
- 病態によって，死亡に直結する場合としない場合とがある
- 感染症なら，抗菌薬やドレナージは低侵襲で行える

「どこまでやるか」は患者・家族の価値観による

　診断も治療も「どこまでやるか」は患者や家族の価値観次第のところがあります。筆者の勤めている施設は急性期病院でもありますので，すべての診断検査を提供しようと思えばできる環境にあります。ただ，「なんでもかんでもできることはすべてやればいい」というわけでもないので，患者・家族が「原因がわかったとして，その次の治療を希望している」か，「次の治療がなかったとしても，なんでこうなっているのか把握したいという希望がある」か，いずれかの場合に検査・治療を進めることになります。

　「次の治療がなかったとしても，なんでこうなっているのか把握したい」にどれだけ応じるかについては，いろいろな意見があると思います。昨今の傾向として，医師が「おそらくこれこれの見込みである」というだけよりも，「検査の結果，ここにこういう出血がありました。関係各科とも相談しましたが，この部位そのものにアプローチしようとするのはリスクが高いので，このまま経過をみて，苦痛の緩和を中心に行いたいと思います」という方が受け入れられやすい印象があります。

特に，それまで心の準備ができていなかった場合は，「なんでこうなっているのか」がわかることで受け入れやすい傾向があるようです

治療可能な痛み

低侵襲で治療可能なのは，感染症，特に胆管炎です。膵臓がんや上腹部のがんで胆汁のドレナージが悪い場合は，急に疼痛（右季肋部痛），発熱が生じても，減黄処置（胆道ステント，PTCD）と抗菌薬でおさめることができます。同じように，腎盂腎炎で骨盤に腫瘍があって尿路が閉じている場合は，感染と水腎症で腎盂が膨らむ時に痛みが強くなりますが，これも，尿路変更（尿路ステント，腎ろう）と抗菌薬でおさめることができます。

Check Point

- もし急に痛くなったなら，出血，感染，虚血，穿孔ではないですか？

| 根拠となる研究・文献 |

大規模な頻度の疫学調査はありません（実際のところ剖検しないとわからないので）。がん患者では，消化管穿孔しても理学所見でわからないことがちょこっと報告されています。

- Morita T, Tsunoda J, Inoue S, et al.: Intestinal perforation in terminally ill cancer patients: clinical characteristics. Am J Gastroenterol, 94(2):541-542, 1999.

難治性ではないはずの痛み――理由を見分けて対処する

もともと
（がんと関係ない首・肩・腰が）痛い

判断するカギ こんな言葉，こんな症状がカギになります

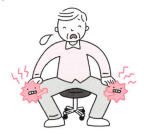

- 「足がしびれて」「腰が痛くて」「肩が痛くて」「膝が痛くて」
- 「いつからでしたっけ？」
  ――「これはもう10年のつきあいで…」
- 「○○整形さんで長くみてもらってて…」
- オピオイドが効かない

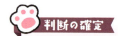
判断の確定

- 画像検査（MRIが必要なことが多い）でがん病変ではなく，良性疾患であることを確認する

　がん患者も高齢な人が多くなってくると，今痛いのががんのためとは必ずしもいえない時代になってきました。以前なら，圧迫骨折があると骨転移かなと（安直に）考えたものですが，最近は，高齢者の場合，圧迫骨折は骨粗鬆症によるずっと前からのもので，がんとは関係ないことも多くなってきました。同じように，いわゆる整形外科疾患（変形性頸椎症／腰椎症／膝関節症／肩関節周囲炎）を長く持っていた人が，がんになるということが一般的になりつつあります。

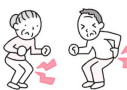

「いつから？」を聞いてみる

「足がしびれて…」と言われた時，がん治療に携わっていると，CIPN（chemotherapy-induced peripheral neuropathy：化学療法誘発性末梢神経障害）か，脊椎に転移があってどこかで神経を圧迫しているのかなと思いがちですが，もともとのヘルニアのせいということもしばしばあります。特に，進行がんになると整形外科疾患の疼痛も悪化するのは，筋肉量が減るために骨格に荷重のかかる程度が大きくなるからだと考えられます。

「その痛いのって，いつからでしたっけ？」という質問をすればわかるのですが，今痛い人にわざわざ「いつから」と聞くのも変な感じがして聞かないでいると，整形外科疾患の疼痛をがん疼痛とみなして治療していることがままあります。

患者が「もう10年も○○整形さんにかかってて…」などのキーワードを話された場合は，ピコンとアンテナが立ってほしいところです。「定期的に関節に注射してもらってて…」「メチコバール® ずっと飲んでて…」も同じ意義があります

えてして非がん性の痛みには，がん疼痛ほどにオピオイドが効かないので，「オピオイドが効かないなあ」が入り口になることもあります。診断の確定については，理学所見から現実的に「言いきる」ところまでは難しいので，痛い場所のMRI検査が必要といえば必要です。

対応

- 関節炎の場合はステロイドなどを関節内に注射する
- 頸椎・腰椎の痛みの場合，単発の硬膜外ブロック〔またはSGB（星状神経節ブロック）〕を行う
- 理学療法を行う
- 鎮痛薬は，非オピオイド鎮痛薬・鎮痛補助薬が主で，オピオイドは使用したとしてもほどほどに

整形外科的な方法の追加

　診断がつけば，治療は整形外科的な方法を適宜追加することになります。

　関節炎（膝・肩）であれば，ステロイドや局所麻酔薬を関節内に注射することで劇的に症状がよくなることがあります．関節液がパンパンに溜まっていれば，それを排液します．まれですが，感染を起こしていて膿性の関節液が引けることがあります．

　頸椎・腰椎の痛みの場合，なかなかいい方法がない場合が多く，オピオイドでの鎮痛だけだと難しいことがあるので，患者の状態が許せば，硬膜外ブロックを単発で何回か実施できるかをペインクリニックに相談してみるのは選択肢になるでしょう．

　理学療法は常に慢性疼痛の患者には適しているので，デフォルトで（全例に）お願いしています．

薬物療法はほどほどに

　薬物療法としては，非オピオイド鎮痛薬（アセトアミノフェンとNSAIDs）が主で，オピオイドは使用したとしてもほどほどにします．終末期では，患者がはっきりと「効果がある」と評価すれば増量してもかまいませんが，「う〜ん…効いているかどうかわからない」という時は，あまり不用意にオピオイドを増量していくと，気が付いたらせん妄になったりします．

　整形外科で治療を受けている患者はすでに鎮痛補助薬（プレガバリン）は入っていることが多いですが，もしまだ入っていなければ，プレガバリン（リリカ®）を投与して効果があるかどうかをみるとよいかと思います．

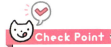

> - その痛み，ひょっとして昔からのお付き合い？（変形性頸椎症／腰椎症／膝関節症／肩関節周囲炎）

| 根拠となる研究・文献 |

　短いletterなのですが，「がん疼痛の10%くらいは少なくとも非がん疼痛なのでは？」といったコメントをしています。

・Barbera L, Molloy S, Earle CC.: Frequency of non-cancer-related pain in patients with cancer. J Clin Oncol, 31(22):2837,2013.

難治性ではないはずの痛み——理由を見分けて対処する

折れている！

判断するカギ こんな言葉，こんな症状がカギになります

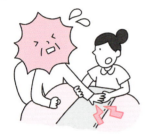

- 急に動かせないほど痛がる。特に手足の場合，少しでも動かすとものすごく痛がる
- もともと多発骨転移はわかっていた
- 転倒したなどの受傷機転がある
- 痛くなる前に，咳，吃逆，嘔吐があった

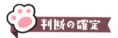
判断の確定

- 単純X線撮影（痛くても）により確定

せん妄は何がなんでも防ぎたい

　がん患者が急に痛くなった時に考える内臓以外の主な原因といえば，骨折です。骨折をちゃんと診断する意義は，長管骨（手足の長い骨）の骨折の場合，いくら鎮痛薬を増量しても，ブラブラしている骨をそのままにしていると鎮痛できないということです。

　鎮痛できないだけならまだしも（よくはないのですが），一度せん妄になってしまうと，せん妄で意識があいまいな中で身体を動かして，動かしたことが刺激になってまた痛くなって，また動いて…という悪循環に入ってしまいます。

一度骨折したりせん妄になってしまうと回復するのが本当に大変です。何がなんでも事前に予防したいところです。

骨折を診断する意義

　もう1点の診断する意義は，骨折はがん疼痛とはいっても痛み自体が急性疼痛ですから，硬膜外ブロックが非常に有効ということです。骨折した時に診断をつけて，(すぐ整形外科で固定するなら固定するでいいのですが，すぐに固定できなくても)，その間，硬膜外ブロックでの鎮痛を中心に組み立てることができます。

　骨折するきっかけは，転倒などの受傷機転がはっきりしている場合もありますが，病的骨折という言葉通り，「通常なら折れないような刺激」で折れてしまうのが骨転移の骨折です。ちょっとしたこと——咳が出た，くしゃみをした，吐いた，寝返りを打った(看護師が体位変換した，というのも含まれます)でも折れてしまいます。

　長管骨の場合，骨皮質の3分の1がなくなると骨折しやすくなります。CTなら全周がわかりますが，単純X線写真しかないと方向によってはどれくらい削れているのかわかりません。また，骨の削れ具合はだんだん進行していきますので，過去の画像検査は常に参考程度です。

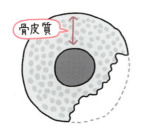

骨皮質が2分の1〜3分の1しか残っていないこともあります。こうなると簡単に骨折してしまいます

　一応，骨折リスクを評価する「Miresの長管骨骨折の予測スコア」(表4)という1980年代に作成された評価尺度もあるのですが，ビスホスホネート製剤など昨今の骨合併症予防薬登場前の方法であり，実際の臨床場面ではその通りという妥当性はないように筆者は考えます。

表4 Mires の長管骨骨折の予測スコア (Mires, 1989)

	点数		
	1点	2点	3点
場所	上肢	下肢	転子部
疼痛	軽度	中程度	重度
タイプ	造骨性	混合性	溶骨性
骨皮質の破壊	< 1/3	1/3〜2/3	> 2/3

骨が折れそうかどうかを点数で評価できます

8点以上の場合,骨折リスクが高い(感度96%,特異度78%)。

撮影時に痛くない工夫を

　診断の確定は,通常,単純X線写真を撮れば容易です。容易なんですが,「こんなに痛そうなのに,X線撮るのもかわいそう」(板を身体の下に入れるので)という精神的なハードルが生じることがあります。なんとかゆっくり動かしたり,斜めからX線を入れて下に板を入れなくても撮影することもできます。今後の治療計画に大きく関わりますから,X線は撮るようにして下さい。

対応

- 可能なら内固定(手術)を行う
- 内固定が行えない場合,外固定を行う
- オピオイドの全身投与で鎮痛できない,あるいは精神症状が生じそうな時は,硬膜外ブロックを併用する

グラグラさせない,それが基本

　対応の基本は「固定」です。骨がグラグラしていると永遠に痛いので,整形外科医と相談して骨を固定する方法を考えるのが症状緩和になります。昔は内固定(手術)も大規模になりがちでしたが,最近では,比較的低侵襲でピンやワイヤーを入れることができます。

● 病的骨折に対する内固定

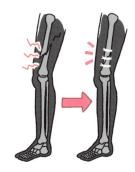

固定すればグラグラしなくなり，痛みがなくなります

　鎮痛薬だけだと完全な除痛はまずできませんが，固定できれば痛みもなくなり，動きにも制限がなくなります。まず，内固定（手術）を検討します。

　内固定ができない場合でも，なんとか固定を行うのが基本です。今ほど股関節の手術が普通でなかった25年前，若い肉腫の患者に股関節の病的骨折が生じ，内固定はできない（本人も希望しない）ということで，外固定を行いました。ベッドを用いた牽引でしたので，見た感じには「ええ？？」という感じですが，患者にしてみれば，グラグラするたびに激痛になっていたのが全くなくなったので喜ばれていました。

　内固定／外固定とも，施設や時代によって使える方法も違うと思いますので，「とりあえず整形外科に相談する」ということを覚えておいて下さい。

オピオイドだけによる鎮痛は難しい

　鎮痛手段としては，それまでオピオイドが投与されているでしょうから，それは少し増量して使えばいいのですが，あまりに疼痛が強い場合は，オピオイドだけで鎮痛しようとするとせん妄を惹起してしまいます。そんな場合には早めに痛む場所の感覚神経を遮断できる硬膜外ブロックを併用するのが適切です。

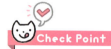

Check Point

- 骨折していたら，グラグラを固定しましたか？

| 根拠となる研究・文献 |

「骨折の頻度」といっても母集団が違うので，「これくらいの頻度でありますよ」となかなかはっきりとはいえないところです。下記は長管骨骨折が起きそうかどうかを評価する方法の古典的論文（1989年）で，ビスホスホネート製剤，ランマーク®注射出現前の研究ですが，まだこれがしばしば引用されます。

- Mires H.: Metastatic disease in long bones. A proposed scoring system for diagnosing impending pathologic fractures. Clin Orthop Relat Res, 249:256-264, 1989.

難治性ではないはずの痛み──理由を見分けて対処する

非オピオイド鎮痛薬が
入っていない

 判断するカギ こんな言葉，こんな症状がカギになります

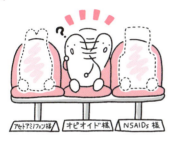

- 気が付くとオピオイドしか鎮痛薬が入っていない
- アセトアミノフェンと（か）NSAIDsが抜けている

判断の確定

- （使っている薬剤の確認だけです）

　がん疼痛の治療薬は，大抵，アセトアミノフェン（カロナール®）→ NSAIDs（ロキソニン®）→オピオイドと変わっていきます。鎮痛がうまくいくと，途中で，最初の方に使っていたアセトアミノフェンやNSAIDsを中止していることがあります。もちろん，鎮痛がうまくいっている時はそれでよく，使う薬は少ない方がいいでしょう。ただ，痛みがぶり返した時は，基本，「フルセット」でもう一度使うようにします。

対応
- アセリオ®・ロピオン®・オキファスト®／モルヒネ持続皮下注射の3点セットを使用する
- アセリオ®，ロピオン®はできればIV（静注）で

　痛みが強くて入院になった時は，「黄金の3点セット」と呼んでいるアセリオ®（アセトアミノフェン注）・ロピオン®（フルルビプロフェン アキセチル）・オキファスト®（オキシコドン）持続皮下注射を基本にします（表5）。

表5 黄金の3点セット（アセリオ®，ロピオン®，オキファスト®持続皮下注射）

小柄な人（特に高齢者）
- アセリオ®600 mg×4　だいたい6時間ごと
- ロピオン®0.25A×4　だいたい6時間ごと。血圧＜100 mmHg時はパス
- オキファスト®／モルヒネ持続皮下注射（持続点滴があれば持続静脈投与）

普通の時
- アセリオ®800 mg×4　だいたい6時間ごと
- ロピオン®0.5A×4　だいたい6時間ごと。血圧＜100 mmHg時はパス
- オキファスト®／モルヒネ持続皮下注射（持続点滴があれば持続静脈投与）

痛みが強い時
- アセリオ®1,000mg×4　だいたい6時間ごと
- ロピオン®1A×3　だいたい8時間ごと。血圧＜100 mmHg時はパス
（または，ロピオン®0.5A×4　だいたい6時間ごと）
- オキファスト®／モルヒネ持続皮下注射（持続点滴があれば持続静脈投与）

＊通常，難治性の疼痛は神経障害性疼痛でもあるので，これにリリカ®（プレガバリン）を併用する。

これを「黄金の3点セット」と呼んでいるのは筆者だけかもしれませんが，同じセットはどの緩和ケア専門家も使いそうです

アセトアミノフェン注（アセリオ®）

アセトアミノフェンは「1回」に投与される量が1～2gを超えていると肝機能を悪くすることがたまにあります。ですから，定期投与，疼痛時，発熱時と重なって何が投与されるかわからないよりも，最初から定期投与だけにしてしまった方がわかりやすいので，定期投与にします。

投与量は，おおざっぱに小柄な人はアセリオ® 600 mg/回×4，大柄な人は1,000 mg/回×4とかでもいいのですが，筆者は15 mg/kg（上限1,000 mg）×4で計算して，だいたい，600 mg，700 mg，800 mg，1,000 mgのどれかを×4にしています。施設によっては，余分量を袋（ボトル）から抜く作業を病棟でするのが大変なので「1,000 mgにしてくれ」とか言われるらしいです。

明らかに黄疸があるか，肝酵素（ALT/APT）が3桁の場合はちょっと使うのをためらいますが，軽度の肝障害の場合で鎮痛優先の場合には使っています。クレアチニンが3 mg/dL以上の腎障害がある場合には，投与量はそのままで投与回数を「×3回」に減量します。

NSAIDs（ロピオン®）

NSAIDsは静注が可能なロピオン®を使用します。標準的に使用するのは0.5A×4ですが，痛みの原因が感染だったりすると知らないうちにプレショックになっているといけないので「収縮期血圧＜100 mmHg時は1回パス」のような指示を書いておくようにしています。

小柄な人（特に高齢者）の場合は，0.5Aだと腎機能や血圧への変動も気になるので，0.25A×4で出すこともままあります。腎機能が悪い時（クレアチニン≧1.5 mg/dL）は原則として使わないで，まずは他の鎮痛薬だけで対応します。アセリオ®でもそうなのですが，×4（6時間ごと）ではありますが，患者がぐっすり寝ている時に点滴しようとして無理に起こすようなことのないように，多少時間が前後しても「だいたい」6時間ごと，と追記しています。

オピオイド（オキシコドン／モルヒネ）

　オピオイドは，現状では，オキシコドンかモルヒネのどちらかを非経口投与，つまり持続皮下注射か持続静脈投与にします。内服と持続皮下・静脈投与だと，薬効としては同じ効果になるはずなのだけれど，臨床経験上もエビデンス上も非経口投与（皮下注／静注）にした方が確実に鎮痛効果はよくなります。

　持続投与経路は，皮下でも静脈でも効果は同じですが，もともとIVH（中心静脈）がない患者で末梢静脈ルートをオピオイドの投与だけのためにとると，夜間に点滴が漏れた時など点滴差し替えによる断眠でかえって痛みも悪化することがあります。ですから，中心静脈から高カロリー輸液・24時間輸液をもともとしている人は側管にオピオイドを静脈投与で付けますが，それ以外の場合は持続皮下注射にしています。

IV ルートがとれない時の対応

　IVルートがとれない場合は，薬剤が飲めれば内服で，アセトアミノフェン 2.4〜3.2 g 分4，ロキソニン®（ボルタレン® 25 mg 錠）3T 分3 あたりの選択が無難だと思います。それでも，やはりIVルートよりは効果が落ちる印象です（ちゃんとしたエビデンスはありませんが）。

　IVルートがとれず，内服もできずの場合は，お尻との相談になります。アセトアミノフェン坐薬 600〜800 mg × 3（8時間ごと）かボルタレン®坐薬 25〜50 mg × 3（8時間ごと）であれば，短期間ならなんとかいける人が多いかと思います。ちょっとお尻が弱い人の場合は強力ポステリザン®を一緒に入れるなどお尻を守れる工夫をします。

　外国には皮下注射のできるNSAIDsや経皮吸収製剤があるので，そのうち日本でも使えるようになるとお尻問題は解消しそうです。

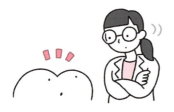

頻回の坐薬は不快感や合併症もあるので，お尻と相談します

Check Point

- 痛みが強い人，アセトアミノフェンと NSAIDs が抜けていませんか？

| 根拠となる研究・文献 |

　アセトアミノフェンと NSAIDsはまあまあの量のオピオイドを使っている患者では鎮痛の上乗せ効果がある（ものすごく多い量のオピオイドを内服している患者では上乗せ効果はないかもしれない）という比較試験があります。ただし，確実なエビデンスとはまだいえず，2017 年のコクランレビューは「確実じゃないよ」と結論しました。

> コクランレビューは大抵「確かじゃない」と結論しますが…

- Wiffen PJ, Derry S, Moore RA, et al.: Oral paracetamol (acetaminophen) for cancer pain. Cochrane Database Syst Rev, 7:CD012637, 2017.
- Derry S, Wiffen PJ, Moore RA, et al.: Oral nonsteroidal anti-inflammatory drugs (NSAIDs) for cancer pain in adults. Cochrane Database Syst Rev, 7:CD012638, 2017.

難治性ではないはずの痛み――理由を見分けて対処する

経口麻薬を増やしても効かない
（理由① オピオイドが吸収されていない）

判断するカギ こんな言葉，こんな症状がカギになります

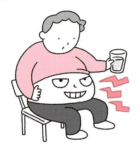

- 経口オピオイド（オキノーム® など）を飲んでいるけど，痛みがおさまらない
- 時々嘔吐する，下痢をしている，「胃腸の調子が悪い」，しぶるような腹痛がある
- がん性腹膜炎，サブイレウス（腸閉塞）の診断がついている／既往がある
- 腹部原発の悪性腫瘍である

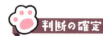

- 腹部X線や単純CTで腸管の拡張（つまっている，溜まっているところ）を確認する
- 経口オピオイドを持続皮下／静脈投与に切り替えたら，鎮痛効果がよくなることを確認する（治療的診断）

　これは比較的多いパターンです。患者が「あれ（疼痛時で処方されているオピオイド製剤：オキノーム®やオプソ®など）飲んでも効かなくて…」というので，気付くことがあります。アセスメントしなければ，「オピオイドが効かないらしい」とストレートに思いがち。でも，そこでちょっと立ち止まって考えてみます。薬が効くためには，「ちゃんと吸収されている」ことが必要です。

患者は診断を語っている！

そう思って患者の声に耳を傾けてみると,「時々うえってなって」「いつもじゃないけど週に1日くらい戻しちゃって」「下痢がひどくて,食べたものがそのまま出てくることがあって…」「お通じが出る時に,おなかがグルグル鳴って痛い」…。昔の内科の教科書には「患者は診断を語っている」というのが必ず書いてあって,「疑いを持ちながら患者の話を聞いていると,ちゃんとそこに正解への鍵がある」と教えていました。

これらの患者の発言は,要するに「消化管の調子が悪い」ことを示しています。たとえ毎回嘔吐がなくても,消化管の中に溜まっていて薬が吸収されていないかも,というイメージが大事です。

●消化管が膨らんでいない（正常）　●消化管が膨らんで吸収が悪い

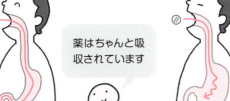
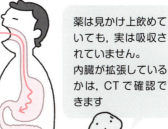

薬はちゃんと吸収されています

薬は見かけ上飲めていても,実は吸収されていません。内臓が拡張しているかは,CTで確認できます

●毎回嘔吐してしまう

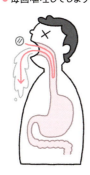

薬を飲んでも毎回嘔吐していたら,吸収できません。当然です

大抵こういう患者は，腹部原発の悪性腫瘍（胃がん，大腸がん，卵巣がん）で，がん性腹膜炎の診断がついていたりサブイレウス（腸閉塞）を繰り返している方が多いのですが，最近は肺がんでもがん性腹膜炎になったり，抗がん剤や全身の活動の低下とオピオイドがあいまって便秘になることも多く，腹部に腫瘍のない人でも，「内服した鎮痛薬の吸収」に問題がある場合もあります。

治療的診断も「あり」

診断の確定で一番わかりやすいのは単純 CT で，撮れれば消化管のどこかに呼吸の悪そうな拡張があることがはっきりわかります。単純 X 線でもある程度は推定できます。

ただ，このことだけのために画像検査はしなくてもいいよなあと思う場合は，経口を持続皮下／静脈投与に切り替えて，それでよくなったら吸収の問題もあったのかなと，治療的診断にしておくのも「あり」でしょう。

対応

- 経口オピオイドを持続皮下／静脈投与に切り替える
- 安定すれば再度経口投与に戻すか，経皮オピオイドに変更する

経口を持続皮下／静脈投与に変更する

対応としては，まずはオキシコドンかモルヒネの持続皮下／静脈投与に切り替えます。吸収だけの問題なら，経口で投与していた量と同じくらいか，むしろ，やや少なめの量で鎮痛は安定するはずです。吸収の問題を疑って切り替える時は，内服で飲んでいた合計量よりも少し少なめで切り替えるのがコツで，吸収していなかった量すべてを上

> 「6 時間後，12 時間後，24 時間後くらいをみて眠気があれば 1〜2 段階減量する」といった指示があれば，過量投与の心配はあまりありません

乗せしてしまうと過量投与気味になります。

例えば、オキシコンチン® 60 mg/ 日定期、疼痛時オキノーム® 10 mg を1日6回内服して「効かない」というケースで、合計 120 mg 分（オキファスト® 84 mg/ 日くらい）をすべて置き換えると、内服ではもともと吸収していなかったはずのオキシコドンも上乗せされてしまいます。まず、オキシコンチン®の分 60 mg のみ（オキファスト® 42 mg/ 日くらい）を注射にして経過を見る方が安全です。

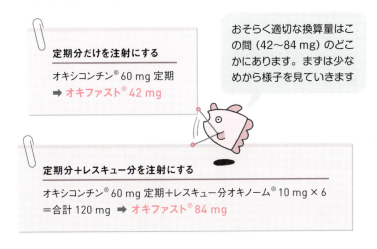

腸管に問題がなさそうな時

さて、これで鎮痛できたら、もう一度経口に戻すか、経口が不安定そうだなあということであれば経皮フェンタニルに置き換えます。

● 吸収不良時に持続皮下／静脈投与から経口に戻す場合の考え方

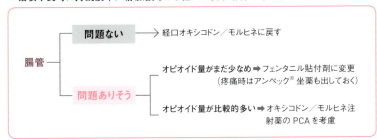

できればここで単純CTを撮って，腹部の状況が外来でも（将来的に）対応可能かどうかをみておきたいところですが，そこまで細かく通常はしないかもしれません．腸管に拡張もなく経口で問題なさそうなら，オキシコドン／モルヒネの経口薬に戻します．

腸管に問題がありそう――オピオイド量が少なめな時

画像検査で部分的に拡張した腸管が残っているようだと，経口以外の選択肢をとる方が鎮痛には無難です．オピオイド量がまだ少なめなら（オキファスト®／モルヒネ注で30 mg/日以下），フェンタニル貼付剤をベースとして，疼痛時はオキノーム®／オプソ®にします．この時，ちょっとしたコツというか気配りですが，「内服できなかった時は，オキノーム®／オプソ®の代わりにアンペック®坐薬○mgを使用」のように指示を出しておくと，効果が悪かった時に経口以外の鎮痛薬があるので保険になります．

腸管に問題がありそう――オピオイド量が多めの時

オピオイド量が多め（オキファスト®／モルヒネ注で60 mg/日以上）の時は，フェンタニル貼付剤だとベースの鎮痛効果があまりよくないことと，消化管の痛みはフェンタニルよりもオキシコドン／モルヒネの方が鎮痛しやすいので，オキシコドン／モルヒネ注射薬のPCA（patient controlled analgesia：自己調節鎮痛法）付き注入ポンプを考慮します．

IVHが入っている人なら側管に追加で使用します．IVHが入っていない患者の場合，持続皮下注射でも自宅で投与が可能です．当院ではバルーンポンプを使用していますが，地域によっては電動ポンプ（CADD Legacy®など）の方が使いやすい地域もあるでしょう．

- クーデックシリンジェクター（PCA あり）の使用例
  麻 オキファスト®10 mg/1 mL/A を 3A（3 mL）
  生理食塩水 117 mL で合計 120 mL
  （1 日量 6 mg　PCA 1 回 0.25 mg）
- 持続 1.0 mL/時　PCA 1 mL
  皮下持続注射
  ロックアウトタイム 10 分

※参考：聖隷三方原病院症状緩和ガイド PCA 用・在宅用フォルダ
http://www.seirei.or.jp/mikatahara/doc_kanwa/contents7/41.html

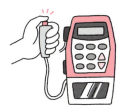

こちらは電動ポンプ。地域によってはこちらが主流です

Check Point

- 飲んでいても効いてない——実は吸収してないのでは？

| 根拠となる研究・文献 |

投与経路を変えることで鎮痛効果がよくなるという実証研究が複数あります。

- Radbruch L, Trottenberg P, Elsner F, et al.: Systematic review of the role of alternative application routes for opioid treatment for moderate to severe cancer pain: an EPCRC opioid guidelines project. Palliat Med,25(5):578-596, 2011.

比較試験ではないので、科学的に確定できるかといえば、"まだ"ということになりますが…

> 難治性ではないはずの痛み──理由を見分けて対処する
>
> # 経口麻薬を増やしても効かない
> （理由② もともと効かない痛みである──神経痛）

判断するカギ　こんな言葉，こんな症状がカギになります

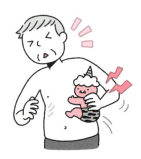

- 「こう，こう痛いんだよね」（縦・横に長く手を動かす＝皮節に沿った痛みを訴える）
- 「電気が走る，とか，ピリピリする，しびれるっていう痛み方，します？」
  ──「ああ，そんな感じかな。ジンジンするっていうか」
- （服がこすれた時，手が触った時に）「あいてててて…何か触ると痛くて…過敏になっているっていうか」

判断の確定

- 皮節に沿った「ピリピリ，ジンジンした痛み」で，画像検査で確かにその神経が障害される場所に腫瘍がある

　オピオイドは痛みの万能薬ではなく（確かに万能に近いですが），効かない痛み，少なくとも効きにくい痛みがあります。神経障害性疼痛は，オピオイドの効きにくい痛みナンバーワンです。

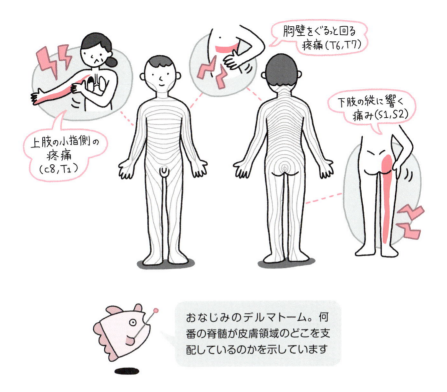

おなじみのデルマトーム。何番の脊髄が皮膚領域のどこを支配しているのかを示しています

「ピリピリ，ジンジン」する痛み

　製薬会社のキャンペーンで，武田鉄矢が「ピリピリ，ジンジン，それは神経障害性疼痛かもしれません」とかやっていて，一部の地域ではその時期浸透していました。しかし，実際の臨床場面で，患者から，「あのう，ピリピリ，ジンジンするんですけど」と言われることはまずありません。せいぜい「しびれる」くらいでしょうか。痛みの性状は患者に聞かない限り，自発的に訴えられることはあまりないのですが，日常的に気付くのは，患者が痛い場所を手でさする「動き」かなと思います。

　神経障害性疼痛という言葉の通り，神経が障害されて痛くなりますから，その神経の走行に沿って痛みが走ります（わかりやすいイメージは肋間神経痛か坐骨神経痛です）。

神経の痛みなら，＋αを考える

　がん疼痛で神経障害性疼痛を起こしやすい場所というとだいたい決まっていて，次の3つくらいです。
① 肺尖部の腫瘍—腕神経叢浸潤—上肢尺側（小指側）の疼痛
② 胸壁・胸椎の腫瘍—肋間神経—胸壁をぐるっとまわる疼痛（両側にくる時は帯で締められるような痛みになるので，帯状痛といいます。肋間神経痛のイメージです）
③ 腰椎・仙骨神経叢—腰神経—下肢の縦に響く痛み（坐骨神経痛のイメージです）

　こういう仕草を患者がしていたら，「あら，神経の痛みかしら」と考えて，オピオイドだけではなく＋αを考える必要があります。

オピオイドが得意なのは体性痛よりも内臓痛

　診断的には，痛みの性状を確認することが必要で「電気が走る，とか，正座していてしびれるみたいな痛み方，します？」「ああ，そんな感じかな。ビーンってくるっていうか」…という主観的な感じ方を確認します。

　ちなみに，体性痛と呼ばれる骨転移や皮膚が傷ついた時の痛みはAδ線維という神経を経由して脊髄に届く，「場所が明確な」鋭い痛みです。どこか怪我した時に「なんとなくこの辺が痛い」とか思いませんよね。「いてぇ，小指の先がいてぇ」ってはっきりわかります。あれが体性痛です。

　一方，腹部のがんなどによる内臓痛は，C線維という神経を経由してくる，「場所がはっきりしない」鈍い痛みです。おなかが痛い時に，ここがピンポイントで痛い，ということがもしあるとしたら，それは内臓が痛いのではなくて，壁側腹膜（おなかの筋肉の真裏）に炎症が及んでいたりして体性痛があるということで，内臓痛がピンポイントに生じることはありません。オピオイドが抑えやすいのはC線維を経由した痛みで，Aδ線維を経由する体性痛や，痛みを生じるメカニズムが複雑な神経障害性疼痛は比較的苦手です。

神経障害性疼痛の評価

　話が飛びました。神経障害性疼痛はピリピリ，ジンジン電気が走るような痛みなので，日常臨床上の評価はそれでだいたいすむのですが，ちゃんと診断したいという時は，Pain detect（表6）やRANNSというツールがあります。

表6 Pain detect 日本語版

痛みのある部位では，焼けるような痛み（例：ヒリヒリするような痛み）がありますか？
| 一度もない□ | ほとんどない□ | 少しある□ | ある程度ある□ | 激しい□ | 非常に激しい□ |

ピリピリしたり，チクチク刺したりするような感じ（蟻が歩いているような，電気が流れているような感じ）がありますか？
| 一度もない□ | ほとんどない□ | 少しある□ | ある程度ある□ | 激しい□ | 非常に激しい□ |

痛みがある部位を軽く触れられる（衣服や毛布が触れる）だけでも痛いですか？
| 一度もない□ | ほとんどない□ | 少しある□ | ある程度ある□ | 激しい□ | 非常に激しい□ |

電気ショックのような急激な痛みの発作が起きることはありますか？
| 一度もない□ | ほとんどない□ | 少しある□ | ある程度ある□ | 激しい□ | 非常に激しい□ |

冷たいものや熱いもの（お風呂のお湯など）によって痛みが起きますか？
| 一度もない□ | ほとんどない□ | 少しある□ | ある程度ある□ | 激しい□ | 非常に激しい□ |

痛みのある場所に，しびれを感じますか？
| 一度もない□ | ほとんどない□ | 少しある□ | ある程度ある□ | 激しい□ | 非常に激しい□ |

痛みがある部位を，少しの力（指で押す程度）で押しても痛みが起きますか？
| 一度もない□ | ほとんどない□ | 少しある□ | ある程度ある□ | 激しい□ | 非常に激しい□ |

(Matsubayashi Y, Takeshita K, Sumitani M, et al.: Validity and reliability of the Japanese version of the painDETECT questionnaire: a multicenter observational study. PLoS One, 8(9):e68013, 2013. より一部抜粋して引用)

アロディニア，痛覚過敏

　もう1つ，全員に生じるわけではありませんが，「アロディニア：allodynia」というのがあり，服を着替える時にさっと布が触っただけで痛みが走ること――「本来なら痛み刺激じゃないのに，痛みを感じ

ること」をいいます。ひどい時は風が吹いても痛いという人が，そう多くはありませんがいます。似た言葉ですが，痛覚過敏（ハイパーエステジア：hyperesthesia）は「もともとの痛みの刺激が，もっと強い痛みになる」ことを指します（軽い痛み刺激を与えたら，普通より痛がる）。アロディニアがあると生活が大変ですが，アロディニア自体は鎮痛補助薬が効きやすいので，痛みそのものはあまり変わらなくても，アロディニアだけは改善する，ということがよくあります。

診断の確定は，「皮節に沿ったピリピリ，ジンジンした痛みで，画像検査で確かにその神経が障害される場所に腫瘍がある」でいいでしょう。ピリピリ，ジンジンは患者によってはちょっと表現が難しいと言われることも多いので，むしろ，患者に痛みの性状を聞いて確認するというよりも，「皮節に沿った痛みで，画像検査で確かにその神経が障害される場所に腫瘍がある」でも臨床的にはよいと思います。

 対応

- **鎮痛補助薬を追加する（リリカ®50〜300 mg，トリプタノール®10〜25 mg，サインバルタ®20〜40 mg）**

鎮痛補助薬の使用量は眠気との相談で

対応としては，オピオイドだけではいまいちおさまりが悪いことが多いので，神経障害性疼痛に対する治療薬を追加します。疼痛時は（他に使用できる薬剤がないので）オピオイドを使用しますが，痛くなる頻度や痛みがくる時の強さを減らしておくために鎮痛補助薬を併用します。

国際的に最も使用されている薬剤はガバペン誘導体で，国内ではリリカ®（プレガバリン，国際的にはガバペン®）でいいでしょう。ガバペン®は頓用でも使用できます。眠気がくるとそこで打ちどめになってしまうので，いかに眠気を感じさせずに使用するかというのがコツです。初回は25〜50 mg/日の低用量を眠前で開始して，なるべく夜にウエイ

トをおいて増量していきます。例えば，「50 mg眠前→100 mg眠前→150 mg眠前→50 mg朝昼・150 mg眠前」…などです。これをいきなり，150 mg分2（朝・眠前）などにすると，進行がんの患者の場合はかなりフラフラになって，「もうあの薬はやめといて」となる確率が高いです。人によっては，眠前だけを増やすと「かえって朝に残って起きれない」ことがあるので，そういう場合は，日中に細かく分けて飲むことになります（75 mg分3 + 150 mg眠前など）。「リリカ®をどれだけ増やすか問題」というのがあり，国内の（非がん疼痛の）比較試験では300 mgと600 mgであまり大きな差がなかったのですが，患者個々にどうか，がん患者ではどうかはまだわかりません。だから，「できるなら」300 mgくらいまでは増量を試みると考える専門家が周りには多いです。

患者の実感に合わせた調節を

　リリカ®以外の薬剤としては，トリプタノール®（アミトリプチリン）とサインバルタ®（デュロキセチン）を考えます。リリカ®がある程度効果があったなら上乗せしていきます。薬ばっかりで申し訳ないと思うのですが，難治性の神経障害性疼痛の場合，リリカ®200 mg，トリプタノール®20 mg，サインバルタ®40 mgと3剤併用になることもあります。

　それで落ち着けばしばらく内服してもらい，どこかで服薬が大変ということならどれか1剤を減量・中止してみます。減らして疼痛が悪化すれば，「あれ，効いてないと思ってたけど効いてました」と言われますので，再開になります。そのままやめられれば，「薬が減ってよかった」となります。痛みは主観的なものなので，患者の実感に合わせて柔軟に調節します。

> 薬は「絶対にやめてはいけない」などと言わず，患者さんの痛みの自覚に応じて調節することが大切です

Check Point

- 神経の痛みなら，オピオイドを増やす前に（一緒に）鎮痛補助薬も併用しましたか？

| 根拠となる研究・文献 |

　研究の盛んな領域なので，数年たつとエビデンスも厳密には変わってくると思いますが，おおむね，鎮痛補助薬はオピオイドに追加して使用すると「少し」効果があるとする比較試験が多いです。

- Bennett MI.: Effectiveness of antiepileptic or antidepressant drugs when added to opioids for cancer pain: systematic reviw.Palliat Med,25(5):553-559, 2011.

難治性ではないはずの痛み──理由を見分けて対処する

経口麻薬を増やしても効かない
（理由③ もともと効かない痛みである──頭痛）

こんな言葉，こんな症状がカギになります

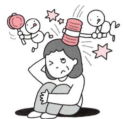

- 「頭が痛い」「ズキズキ痛む」
- 頭の後ろ／耳の横が縦に痛い
- 吐き気がする，嘔吐がある
- もともと片頭痛がある

判断の確定

- 片頭痛と診断できる
- 頭痛が主訴で，画像検査で脳転移がある
- 後頭神経痛であれば，末梢神経ブロックが有効（治療的診断）

　頭痛もオピオイドが効きにくい痛みです。がん患者の頭痛の原因は大きく分けて，①もともとの頭痛（片頭痛，筋収縮性頭痛），②脳転移による頭蓋内圧亢進，③頭部表面の神経痛（後頭神経痛・三叉神経の末梢枝の疼痛）があります（表7）。

表7 がん患者の頭痛の原因

- もともと頭痛持ち
  - 片頭痛，筋収縮性頭痛（頻度が一番高い）
- 脳転移による頭蓋内圧亢進
- 後頭神経痛・三叉神経の末梢枝の疼痛など頭部表面の神経痛

片頭痛などの頭痛

もともとの頭痛の場合，首・肩・腰の痛みと同じように，痛いからといってオピオイドを飲んでもよくなるわけではありません．がんになってから片頭痛が新たに生じることはほとんどないと思いますが，もし，片頭痛のような視界がきらきら光る，拍動性の疼痛という徴候があれば，頭痛専門医（脳外科医，神経内科医）の意見も聞いて片頭痛の診断ができるかみてもらいます．

脳転移による頭蓋内圧亢進

がんに起因するという点で見逃してはいけないのは，脳転移による頭蓋内圧亢進です．教科書的には，朝方（脳圧が上がるので）の嘔吐を伴う頭痛が有名な症状ですが，現在では画像検査（頭部造影CT，MRI）で確認することになります．特に最近，肺や肝臓など重要臓器（vital organ）が抗がん治療の進歩で守れるようになったためか，中枢神経や骨の腫瘍が症状のメインになる人が多いような印象です．

脳神経症状がなく頭痛だけがある人を，どこまで検査で追いかけるかは難しいところですが，脳転移だけではなくがん性髄膜炎のことも考えれば，最低限，造影CT（できればMRI）はほしいところです．MRIで所見がないならば，髄液検査を2回行います．

すべての検査で病変が見つからずに「なかなか診断がつかないなあ」という時でも，1か月ほどあけて反復するとどこかで所見がみえてきて，診断がつくことがほとんどです．

●中枢神経への転移の診断

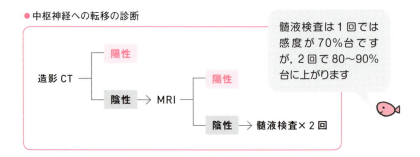

後頭神経痛など頭部表面の神経痛

脳転移以外に気を付けておくべき痛みの原因としては,「頭痛なんだけど,頭の表面の神経痛」というパターンがあります.有名なのは後頭神経痛で,頸神経 C2, C3 の病変で生じますが,骨病変がなくてもしばしば生じます.まれですが,三叉神経末梢枝の途中の皮下に腫瘍ができると,それが疼痛の原因になります.神経障害性疼痛のところ(→ p.49)で説明したように,神経の痛みは皮節に沿った痛みになりますので,後頭神経痛では耳の「後ろ」が縦に,三叉神経の末梢枝(耳介側頭神経)の痛みでは耳の「前」が縦に痛くなります.

● 後頭神経痛(C2, C3 の痛み)

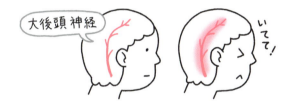

● 三叉神経の末梢枝(耳介側頭神経)の痛み

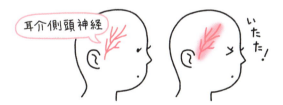

痛みのある部分を指でツンツンとすると,「そこ,そこが痛いです」と言われることがあります

- 片頭痛には偏頭痛の治療薬（トリプタン系薬剤）
- 頭蓋内圧亢進ならステロイド，放射線治療，非オピオイド鎮痛薬（オピオイドは控えめに）
- 末梢神経ブロック（後頭神経・三叉神経の末梢枝のブロック）

片頭痛にはトリプタン系薬剤

片頭痛では片頭痛の治療薬（トリプタン系薬剤，血管を収縮させます）を使用します。

頭蓋内圧亢進にはステロイド

脳転移による頭蓋内圧亢進の頭痛にはオピオイドはあまり効かないので，まず，頭蓋内圧を下げるようにステロイドをしっかり使います（表8）。

一般的に脳外科領域では12〜24 mg/日を数日使って中止にすることが多いのですが，緩和治療の観点からは脳浮腫がある限り，症状が抑えられる範囲の用量で維持投与します。脳圧をコントロールするには分割投与した方がいいのですが，夜間にステロイドが入ると不眠になる人が多いのも事実です。ほどほどの浮腫・頭痛なら朝1回中用量を，かなりの浮腫・頭痛なら高用量を分割投与するのを基本にします。夜間の不眠が起きた時，そのまま継続しているとせん妄・不穏となることが多いので，不眠の段階で見つけて夜の投与量を減らすようにします。

表8 頭蓋内圧亢進に対するステロイド（リンデロン®）の使い方

浮腫・頭痛が軽度〜中程度
・リンデロン®4 mg 朝1回

浮腫・頭痛が高度
・リンデロン®6 mg×2 朝夕　夜間不眠や不穏になる可能性がある
・リンデロン®6 mg 朝＋2 mg 夕
・リンデロン®8 mg×1 朝　夕〜夜間の頭蓋内圧亢進を抑えられない可能性がある

＊いずれも効果があれば1〜2 mg（効果のある最低用量）で維持投与

がん性髄膜炎

 がん性髄膜炎でもステロイドが効くのか？——人によって意見が分かれると思いますが，確かに効いている（ようにみえる）時もあるので，他に手段がないなら1回使用してみて効果を評価することを勧めます。グリセオール®は効くのか？——これもはっきりとしたエビデンスがなく，専門家の意見もバラバラだと思いますが，痛みに対して他に検討する選択肢がないなら，使ってみて評価することを勧めます。鎮痛薬としては，非オピオイド鎮痛薬と，効果があるならオピオイドを「少し控えめな気持ちを持って」使うようにします。

 「エビデンスがないから」といって，何もしないと患者さんは苦しいままです。副作用がそれほどない治療であれば，何かを試みていくというスタンスが重要だと思います。

頭部表面の神経痛には神経ブロック

 頭部表面の神経痛では，末梢神経のブロックが有効です。体表に近いところでブロックできるので，侵襲も小さく即効性があります。

> **Check Point**
>
> - 片頭痛ならトリプタン系薬剤，頭痛で頭蓋内圧亢進があればステロイド，頭部表面の神経痛なら末梢神経ブロック（オピオイドより有効）は考えましたか？

| 根拠となる研究・文献 |

 実証研究としてはありません。というのも，頭蓋内圧亢進にステロイドを使うのはおおむね通常の治療と考えられているので，試験を組むことはないこと，頭部の神経痛についてだけを扱って試験を組むほどの患者数がいないためと考えられます。頭蓋内圧亢進による頭痛だけの薬物鎮痛の比較試験というのもないと思います。

難治性ではないはずの痛み——理由を見分けて対処する

経口麻薬を増やしても効かない
（理由④ 絶対量が足りない）

判断するカギ こんな言葉，こんな症状がカギになります

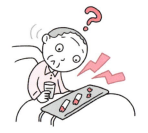

- 「増やしてもらってるんだけど，ぜんぜん変わんないなあ」
——「眠くもなりません?」
——「いや全く」

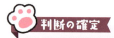

- 「眠くもならないし，痛みも変わらない」で判断する

　「眠くもならないし，痛みも変わらない」は，緩和治療としては「まだ増やせばいいじゃん」と結論できるので難しくはない状況です。オピオイドの効果はおおむね用量依存性で，濃度が上がると鎮痛効果が最初に生じて，鎮痛より多い投与量になると眠気を生じます。ですから，「眠くない」というのは血中濃度が鎮痛域を超えていないと判断されるので，もう少し上を目指しても大丈夫ということになります。

●オピオイドの投与量と眠気の関係

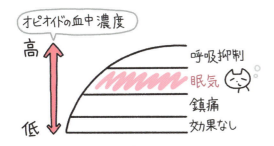

定期オピオイドの増量

　定期オピオイドの増量をする時には,おおざっぱに2つの方法があります。①30〜50%ずつ増量する,②前日24時間で使用している分をすべて上乗せする,という方法です。例えば,60 mg/日のオキシコンチン®を内服していて,疼痛時10 mgのオキノーム®を1日6回,4〜5時間ごとに内服している患者を考えてみると,薬学的に正確ではありませんが,体内のオピオイドの血中濃度はだいたい次ページの図 a のようになっています。

　ここで,ベースアップを50%にすると(図の b),全体に増量にはなりますが,レスキュー分を加えて飲んでいた量よりはまだ下のところにとどまりそうです。ベースアップを100%にすると(図の c)眠気が強く出るかもしれません。

　どちらの方法でも,増量した後に「眠気と痛みのバランスはいいかな?」と確認するので,最終的には同じ結果に到達しますが,「眠くなく痛い」という状況は,基本的には,「まだ増量可能」だと考えてください。

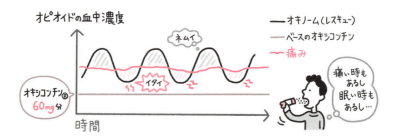

a 1日に6回，ほぼ定期的にオキノーム®を飲んでいる

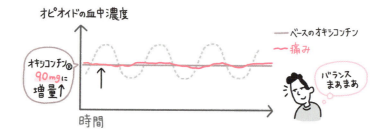

b ベースのオキシコンチン®を50%増量し，90 mgにした場合

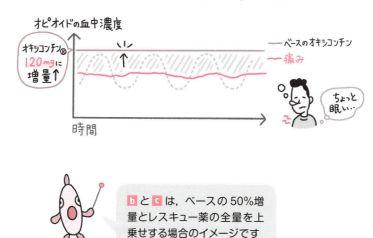

c レスキューで飲んでいる薬の全量を上乗せし，120 mgにした場合

bとcは，ベースの50%増量とレスキュー薬の全量を上乗せする場合のイメージです

増やし幅が小さすぎることも

たまに,「増やし幅が小さすぎて効かない」という現象に出合います。例えば,フェントス®テープ4 mg(モルヒネ経口120 mg相当)を貼っている人が,疼痛時にオプソ®20 mgを1日4回(合計80 mg)使っている…で,ベースアップをしようとして,フェントス®テープ1 mgを追加した。この場合,フェントス®テープ1 mgはモルヒネ30 mg分くらいなので,1日に内服しているレスキュー分のモルヒネの合計80 mgにはるかに及びません。

判断の確定というほどでもないですが,「眠くもならないし,痛みも変わらない」で判断します。レスキュー薬を使用している人では,前述のように,「実際に使っている薬より増量幅が小さかった」というケースが多いです。

- 眠くならない範囲でベースのオピオイドを増量する

オピオイドの増量は様子を見ながら

対応としては難しくなく,眠くならない範囲でベースのオピオイドを増量するのみです。

例えば,オキシコンチン®の事例の場合,前24時間で内服している量すべてを上乗せすると60 mgから120 mgの倍量になります。痛みの波がどれくらい動くかによって違いますが,60〜120 mgのどこかにほどほどの鎮痛になる投与量があるはずです。フェントス®テープの事例ならもう1 mgを追加します。

いずれも,いったん増やして,効果がなければもう1回増量すればいいだけなのですが,「刻みが小さい時は,もう1回増量する前提で」と患者にも説明しておくと,「増やしたのに効かない,どうしよう」という不安を感じさせずにすみます。

例えば…

> 「計算上は，次，あと2 mg 分を増量するとちょうどいいくらいなんだけど，様子見たいから半分ずついきますね」
> 「1 mg だけ足して，効果なければもう1 mg 足しますけど，2回で1回分の増やし幅だと思って下さい」

…などと説明しておけば，納得がいきます。
細やかな気遣いですね。

Check Point

- 増量幅が前日のレスキュー合計量より小さいなら，絶対量が足りないだけの可能性が高いかも？

根拠となる研究・文献

「増量の仕方」いうのは，個々の薬の効果を見る試験に比べて患者の状態が様々になってしまうので，この方法が確実という比較試験は行われていません。ベースを50％ずつ増量するとかレスキュー量を上乗せするとか，いろいろな方法でおおむね同様の鎮痛効果のようだとされています。

- Klepstad P, Kaasa S, Borchgrevink PC.: Starting step III opioids for moderate to severe pain in cancer patients: dose titration: a systematic review. Palliat Med, 25(5):424-430, 2011.

難治性ではないはずの痛み——理由を見分けて対処する

フェンタニル貼付剤を増やしても効かない（耐性ができている）

 判断するカギ こんな言葉，こんな症状がカギになります

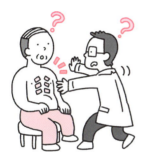

- フェンタニル貼付剤を増やしても痛みが取れない
- フェンタニル貼付剤を増やしても，痛みが取れた実感がない

判断の確定

- フェンタニル貼付剤を増やしても痛みが取れない時，他のオピオイドを加えると効果があったことで判断する（治療的診断）

「フェンタニル貼付剤を増やしても痛みが取れない」には，2つのパターンあります。

ベースが足りなくて痛い

1つめは，持続痛が取れない場合。ベースの痛みがそれほど軽減しません。この理由は，実はエビデンスはないのですが，フェンタニルは投与量が増えるといまひとつ効果がなくなるように感じている臨床家が多

いと思います。筆者はフェンタニル貼付剤のなかった時代は，フェンタニル注射薬を使用していましたが，そうすると 2,000〜3,000 µg/ 日で効果は頭打ちという感じでした。

これは，フェントス® テープだと 6 mg あたりからになります（1 mg = 300 µg/ 日）。6 mg より上（高用量）で「増やしているのに，いまひとつ効果がない」という時は，フェンタニルが効きにくくなっているのかな，と思います。

疼痛時だけ効かない

2 つめは，ベースの痛みはそこそこ取れているのに，突出痛（疼痛時）に効いていない場合です。レスキュー薬（オキノーム®／オプソ® など）が内服で出ている場合，そもそもフェンタニル貼付剤を使っているということは吸収が悪いはずですから，内服薬が吸収できていない可能性があります。坐薬だと吸収が確実ですが，(内服にしろ坐薬にしろ) レスキュー薬の「量」が足りない場合があります（→ p.102「レスキュー薬の量が足りない」）。「痛い」のが，ベースが足りなくて痛いのか，疼痛時だけ効かないのか，判断が重要です。

診断というほどではありませんが，フェンタニル以外のオピオイドを上乗せして鎮痛ができたら，「効きが悪かった」と考えます（治療的診断）。

対応

- **モルヒネかオキシコドンを併用にするか，切り替える**

対応としては，フェンタニルをモルヒネかオキシコドンに切り替えていきます。フェンタニル貼付剤を使っているということは，大抵の場合内服できないということでしょうから，モルヒネ／オキファスト® 注射薬に切り替えます。

フェントス®テープ4 mgくらいまでなら換算量の通りでも問題ありません。12 mg，24 mg…となると（最近あまり見かけなくなりましたが），新しく貼った分はそもそも効いていないかもしれないので，そのまま全体量を置き換えると効きすぎる時があります。

1日のレスキュー量合計を見る

筆者は，全体量の半分くらいのモルヒネ／オキシコドン注射薬を「上乗せ」して，モルヒネ／オキファスト®を増量しながらフェンタニル貼付剤を減量していくことが多いのですが，もし一度に置き換えるとしても少なめから置き換えて調節する方が安全です。どれくらいを上乗せするかはその都度患者の状況をみて考えていますが，何か普遍的なよりどころをというと，「1日に使用しているレスキュー量合計」を見るといいと思います。

例えば，オキノーム®20 mgを6回内服している人だと「少なくともオキノーム®120 mg＝モルヒネ内服180 mg＝モルヒネ／オキシコドン注射薬60～90 mg/日」を併用にしても大丈夫そうだなと考えられます。この時，レスキュー薬を1時間分の量にしてしまうとフェンタニル貼付剤がある分少なくなってしまいますので，前に使っていたオキノーム®の量を参考にします。今回なら，オキノーム®20 mg（モルヒネ30 mg）を飲んでいるのでその30～50％，モルヒネ9～15 mgくらいはレスキューとして入るようにします。つまり，2～4時間分になるので2時間分から使って効果がなければ3～4時間分に増量とします。

● フェンタニル貼付剤からモルヒネ／オキシコドン注射薬への切り替え

フェンタニル貼付剤 （フェントス®テープ）	経口モルヒネ 換算量	モルヒネ／オキシコドン注射薬	
10 mg	300 mg	100～150 mg	全量を変更すると 効きすぎる可能性がある
8 mg	240 mg	80～120 mg	
6 mg	180 mg	60～90 mg	
4 mg	120 mg	40～60 mg	
2 mg	60 mg	20～30 mg	全量をモルヒネ／オキシコドン 注射薬に変更
1 mg	30 mg	10～15 mg	

内服薬の1/3～1/2量です

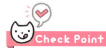

Check Point

- ベースの鎮痛薬がフェンタニル貼付剤だけではないですか？

| 根拠となる研究・文献 |

　高用量のフェンタニルをどれくらい増やしたら効果が少なくなるのかのエビデンスはありません。国際的には高価な薬剤なので，増やしていって効果がなければ薬価も考えて他のオピオイドに変更するという方法がとられています。例えば，以下のような症例報告をちらほら見るくらいです。

- Bleeker CP, Bremer RC, Dongelmans DA, et al.: Inefficacy of high-dose transdermal fentanyl in a patient with neuropathic pain, a case report. Eur J Pain, 5(3):325-329;discussion 329-331, 2001.

難治性ではないはずの痛み――理由を見分けて対処する

痛い時間帯に鎮痛薬が足りない
（夜編）

 判断するカギ こんな言葉，こんな症状がカギになります

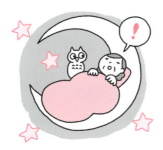

- 明け方に痛みで目が覚めてしまう
- 夜の方が痛い気がする
- （トイレで目が覚めると／夜中に目が覚めると）なんだか痛い気がする

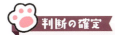 **判断の確定**

- 「夜の方が痛みが強い」という患者の自覚で判断する

　夜になると痛みが強くなる――これは少し体験した人なら誰でもわかることです。日中ならなんだかんだと気を紛らわすことがありますが，夜だと自分の感覚だけが鋭敏に感じられます。「夜になると痛い」は気のせいではなく，そういうふうに人間のつくりができている，といえます。

> 筆者は副睾丸炎になった時に夜だけ痛くなり，「夜になると強くなる痛み」ってこれのことかあ…と思いました

緩和治療的には，いくつかのパターンがあります。

明け方に血中濃度が下がる（パターンA）

一番多いのが，経口オピオイドの「持ち」が悪い人が明け方に血中濃度が下がって痛みを感じる場合（パターンA）。例えば，オキシコンチン®20 mg/朝，20 mg/眠前と内服していて，明け方にいつも痛くなる。よく聞くと，夕方も痛くなるけど，その時はオキノーム®を内服してそんなに痛くない——つまり，全体にオピオイドの濃度が少なめで，夕方はレスキュー薬を早めに飲めるけど，夜中は寝てしまうので飲めない，だから明け方に痛くて目が覚めるというパターンです。

●明け方に追加できないから痛い

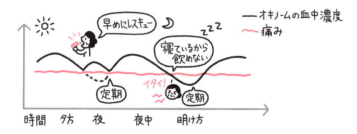

夜に鎮痛補助薬が入らないために痛い（パターンB）

2つめは，アセトアミノフェンやロキソニン®が朝昼夕食後の分3で出ている場合（パターンB）。アセトアミノフェンやロキソニン®の効果のある痛みであれば（特にロキソニン®ですが），夜に入らない分痛みが出ます。

夜，目を覚ますと「なんだか痛い」（パターンC）

3つめは，もともと眠りが浅いか，何かの事情で目が覚めてしまう場合（パターンC）。もともとぐっすり眠るタイプではない人は，「痛くて目が覚めるわけじゃないけど，目が覚めるとなんだか痛いなって感じ

る」と表現します．夜に目が覚めるのは眠れないということだけじゃなくて，多いのが，「トイレに行くので目が覚める（痛いわけじゃない）．でも，トイレに行って目が覚めて，さあ寝ようと思うとなんだか痛くて寝つきが悪い」というパターンです．

オキシコンチン®を夕食後に飲んでいる（パターンD）

あまりないパターンですが，「夕食後に徐放剤を飲んでいる」（パターンD）．つまり，オキシコンチン®は12時間ごとに内服するのが決まりではありますが，寝るのが早い人や寝る前に飲むのが面倒な人は，朝と眠前で処方されていても，朝と「夕食後」に内服していることがままあります．そうすると，朝から夕食後の時間（8〜18時なら10時間）は短いですが，夕食後から朝（18〜翌朝8時なら14時間）と間隔があいてしまいます．

- 夜の経口オピオイドを増量，あるいは分割回数を多めにする
- 眠前にもアセトアミノフェン／ロキソニン®を内服
- 眠りを深くする鎮痛補助薬（リリカ®／トリプタノール®）か睡眠薬を追加
- 眠前をなるべく遅めに内服する，1日1回の徐放剤にする

対応は，前述したそれぞれのパターンに合わせた調整をします．

パターンA──オピオイドを増やす

パターンAの場合は，夜（明け方）にもオピオイドの血中濃度が保てるように，夜の分のオピオイドを増やしたり，同じ投与量か少し増やし気味で分3にします．例えば，オキシコンチン®20 mg朝，20 mg眠前なら，朝20 mgのまま眠前の分を30〜40 mgにする．もう1つの方法として，オキシコンチン®60 mg（8時間ごと）とするのもまあまあうまくいきます．

● 夜の分を増やす！

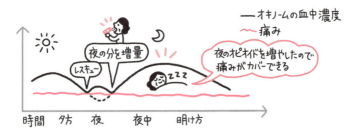

● 1日3回にする！

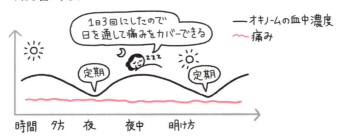

パターンB──鎮痛補助薬を追加する

　パターンBでは，眠前にもアセトアミノフェンを1回追加して1日4回内服し，ロキソニン®の場合は朝，眠前とあと1回は日中のどこかで内服してもらうようにします。「寝る前にロキソニン®」は少し胃を悪くしそうですので，プロトンポンプ阻害薬などによる胃潰瘍の予防は必要です。予防を完全に行ったとしても，胃の具合が悪くなった場合に備えて「少し胃に負担があると思ったら言って下さいね」と付け加えておくとよいでしょう。

パターンC──眠気の出る薬を足す

　患者が眠れないことを気にしているなら，何か眠気の出る鎮痛補助薬を少し足すとほどほど眠れるようになります。リリカ®25〜50 mg，トリプタノール®10 mgなどです。もちろん，睡眠薬でもいいのですが，

何か飲んでどうせ痛みもあるなら，少しでも痛みにも効く薬の方がよいかなと思います。

やや横道にそれますが，「眠れない＝睡眠薬」だけではなく，「痛くて眠れない＝眠気の出る鎮痛補助薬」「吐き気があって眠れない＝眠気の出る制吐剤」と1つの薬剤を2つの目的で使うのは緩和治療らしい処方です。

「どの道おしっこするから起きちゃう」という人は，それほど困っていないことが多く，「夜もう一度寝る時に，オキノーム®を一緒に飲んだらいいですよ」と声をかけて，レスキューのオキノーム®を内服してもらうので十分なことが多いです。

パターンD——徐放剤を飲む時間を遅めにするか，薬を変える

生活のリズムにもよりますが，徐放剤を「なるべく遅くに飲むようにする」。しかし，夜に間隔があく場合は思いのほか多く，この生活リズムの人は1日1回の徐放剤（モルヒネなら12/24時間の徐放剤モルペス®，ピーガード®など）にするのも喜ばれます。

Check Point

- 「夜だけ痛い」のならば，夜の鎮痛薬が足りないのではないですか？

｜根拠となる研究・文献｜

ここで挙げた対応は，臨床ではそこそこ効果があるように思います。しかし，「普通の痛みの人に夜間だけ2倍投与した時と1回分そのままを比べた場合，少し痛みがよくなるものの，あまり大きな差がない」という比較試験があります。結論は「夜だけ痛い人」だけでもっと研究が積み重なってみないとわかりません。こんなこと，全部比較試験でやるようなことなのか？という気持ちにもなります。

もともと速放剤しかなかった時代は，「モルヒネ10 mg 4時間ごと内服」ということが

ありました。4時間寝て朝起きられる人は少ないので「眠前に2倍量飲む」のを皆やっていて，ガイドラインでも勧めていたんですね。ですから，速放剤を倍量眠前に飲んだら効くのか？ というのが研究の背景にあります。徐放剤の時代では，もはや必要ない研究なのかもしれません。

- Dale O, Piribauer M, Kaasa S, et al.:A double-blind, randomized, crossover comparison between single-dose and double-dose immediate-release oral morphine at bedtime in cancer patients.J Pain Symptom Manage,37(1):68-76, 2009.

難治性ではないはずの痛み――理由を見分けて対処する

痛い時間帯に鎮痛薬が足りない
（昼編）

判断するカギ こんな言葉，こんな症状がカギになります

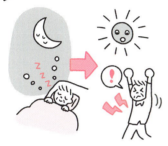

- 「夜は寝ちゃうから痛くないんだけど，昼間痛くて…」
- 日中，身体を動かす時が痛い

判断の確定

- 「昼間の方が痛みが強い」という患者の自覚で判断する

　昼間だけ痛いというパターンは，実際上，「体動時痛」（骨転移で身体を動かした時の痛み）であることが多く，無痛にはならないことも多いのですが，できる工夫をいくらか考えてみます。

本格的な「体動時痛」で，あちこちの重篤な骨転移により身体を少しでも動かすと「いててて…」となってしまう場合は，「動いた時だけ痛い」（→ pp.80〜86）を参照して下さい

鎮痛薬が少ない？ レスキュー薬を飲んでいない？

　昼間だけ痛い（夜は眠ってしまえば痛くない）というのは，もともとじっとしていれば痛くないということなので，全体のオピオイドを増量すると日中眠気が強くなりすぎて，鎮痛薬は増やしたくないという人が多くいます。そうすると，想定できる状態は次の2つです。

　1つめは，眠気の出ないような鎮痛薬が昼間にあまり入っていない場合。例えば，カロナール®200 mg 8T 分4などと出ているけれど，よく考えると昼間に飲む量って，6T 分3（1回カロナール®400 mg）だけじゃん！などという場合。

　2つめは，日中痛くなる時に使える薬がない場合。レスキュー薬としては出てはいるものの，そんなに毎日毎日4回も6回も飲んじゃダメなんだろうと思って，2～3回くらいしか内服していない場合です。

- 眠気の出ない鎮痛薬を日中に固める
- レスキュー薬を，少量から幅をもって日中に何度でも飲めるようにしておく

痛み止めを日中に固める

　「昼間をなんとか痛くないようにしよう！」と目標を立てると，「日中に痛み止めを固めよう」という発想にたどりつくはずです。例えば，カロナール®200 mg（アセトアミノフェン）なら普段は12T 分4（600 mg × 4/日）で出しているのを，12T 分3（800 mg × 3/日中）にするとか，思い切って3 g 分3にするとかです。NSAIDsは通常でもロキソニン®3T 分3だと思いますが，胃が大丈夫そうならボルタレン®25 mg 3T 分3にするとかですね。

ボルタレン®は昔の薬ですが，生き残っているだけあってシャープに効きます（胃さえ丈夫なら）

オピオイドは「ちょびちょび飲んでOK」にしておく

オピオイドは日中に固めてしまうと結局眠くなってしまうので，日中の痛みの変動に合わせて患者が調節できるように，「ちょびちょび飲んでもOK」にしておく方が使い勝手がよい人が多いと思います。

図で説明します。そもそも定期のオピオイドはベースラインの安定した痛みを和らげるために使うので，痛みが日を通して横ばいの場合は定期オピオイドだけで対応できます（ a ）。

a 安定した痛み

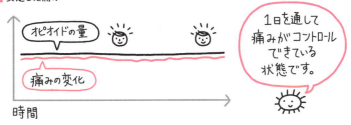

しかし，日中に仕事もしている人など動きのある人は，ベースのオピオイドを痛みの強いところも完全にカバーしようとして増やすと，普段痛くない時間もあるので過量気味で眠くなってしまいます（ b ）。

b 日中に動きのある人の不安定な痛み

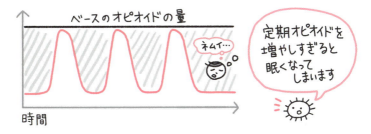

眠くないところまでといってがんばって増やしてもいいのですが，それはそれで中途半端な増量となり，結局痛みのある時間帯はそれなりに残ります（c）。

c 中途半端に定期オピオイドを増量しても結局痛い

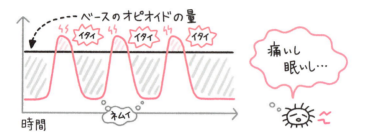

こういう時の目標の立て方として，「レスキュー回数は何回でもいい」とわりきって，痛みに合わせて，レスキュー薬の回数と量を調節してもらうとどうでしょう（d）。

d 痛みに合わせてレスキュー薬を調節してもらうのが一番よい

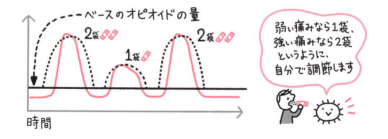

これができる患者はそう多くないのですが，自分でやりくりしたいという働き盛りの人などの場合，(医師や看護師が)変にベースでコントロールしようと思わない方が患者のコントロール感が上がっていい場合も多々あります。予防投与的に内服している患者の場合，レスキュー回

数が多いというだけでベースを上げようと考えないところがコツです。

本来,「このように痛みを細かく調節できる！」のがフェンタニル口腔粘膜吸収剤であるアブストラル®やイーフェン®バッカルの売りなのですが,日本の現状としてまだそこまで普及していないと思いますので,オキノーム®やオプソ®で挑戦してもらって,もし効いてくるまでの時間が長くて「痛みに間に合わない」ならアブストラル®やイーフェン®バッカルを使ってみるのが多くの施設ではまあ順当な考えかと思います（やや保守的かもしれません）。

Check Point

- 「夜は寝ちゃうといいんだけど,昼間が痛い」のではないですか？

| 根拠となる研究・文献 |

　ここまでくると複雑すぎて,臨床試験はなかなか組めません。エビデンスに該当するものはありません。

難治性ではないはずの痛み──理由を見分けて対処する

動いた時だけ痛い
（理由① 身体をひねっている）

 判断するカギ こんな言葉，こんな症状がカギになります

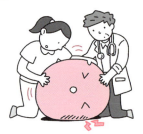

- 「こっち下にすると痛いんだけど…」
- 「左足に力入れると痛いんだけど…」
- 「食事とろうとすると途中で痛くなっちゃう」

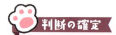 **判断の確定**

- 「身体を動かすと痛くなる」という患者の表現で判断する

　体動時痛は，「骨がちょっと動いただけでも折れそう」という状態になると，実際固定するしかないことも多いのですが，それほど"危ない骨"ではない場合，看護的な工夫がなんとか役立つことも多いです。

骨がグラグラしていない？

　例えば，痛い方を下にしてテレビを観ている状態。左股関節に転移があるのに，ベッド配置の都合で右手と左足で力を入れる感じになってしまうと，痛みが強く出ます。

　脊椎に転移が多発している場合は，食事をとろうとして身体を起こした時，背骨が安定しないと圧力が強くなってしまいます。背中がグラ

ラしていないか，確認します。

　判断というほどのことではないのですが，体動時痛の確認ということで，「身体を動かすと痛くなる」という患者の表現で判断します。

 対応

- **肩・肋骨の痛い方は上になるようにテレビを配置する**
- **起き上がりは痛くない方の足から**
- **脊椎が痛い場合，食事などで起きる時は背骨が安定するように支える**

　理学療法士と一緒に考えてもいいのですが，常識的にできそうなこともいっぱいあります。
- 肩・肋骨の痛い方は，（大抵は）痛い側を上にした方が痛くないので，痛い側を上にして横を向けるように，テレビの位置やお客さん用の椅子を置く側（左側，右側）を決める

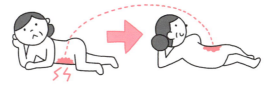

- 起き上がってベッドから出る時の最初の1歩，痛くない方の足に荷重がかかるように（痛い足には荷重がかからないように）調節する

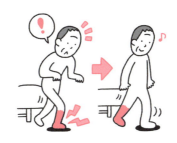

- 食事など脊椎を伸ばす時は，背もたれを置くなどして，荷重を背骨以外にかけられるようにする

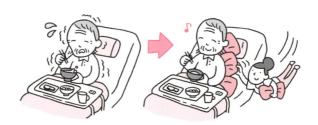

Check Point

- 身体をひねらずに重力を逃がすことができていますか？

| 根拠となる研究・文献 |

　ちゃんと調べたことはないのですが，たぶん，これ"だけ"のエビデンスはないと思います。患者教育や疼痛に対するコーチングに含まれているものならあり，「日常生活で鎮痛に役立つ対処策を見つけて強化する」などといいます。

難治性ではないはずの痛み──理由を見分けて対処する

動いた時だけ痛い
（理由② 痛くなる前に薬を飲んでいない）

  判断するカギ こんな言葉，こんな症状がカギになります

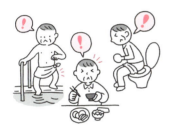

- 毎日お風呂に入る時，食事の時，朝（排便で）トイレに行く時が痛い，病院に来る（買い物に行く）時が痛い
- 「効くまで遅いんだよね…痛くなってからじゃないと使えないのかな…」
- 放射線治療に行く時に痛い（痛くて姿勢がとれない）

 判断の確定

- 「痛くなる前に（予防的に）疼痛時の薬を使っていない」状況を確認して判断する

　これも「動いた時だけ痛い（理由① 身体をひねっている）」に大きくいえば含まれるのですが，「疼痛時の薬（レスキュー薬）」というのは「痛くなってから飲むもの」だから，「痛くなる前には飲んでいない」というパターンです。

飲んでから"ちゃんと効く"までにはタイムラグがある

　この現象を理解するには，経口オピオイド薬の効果が出るまでのタイムラグを実感として知っておくといいでしょう。内服薬は飲んで15分くらいで効き始めますが，ピーク（ちゃんと効く）のは1時間後になり

ます。注射や粘膜吸収性フェンタニルだと内服直後数分から15分でピークに達します。

● 経口オピオイドを内服した場合　　● 注射や粘膜吸収性フェンタニルの場合

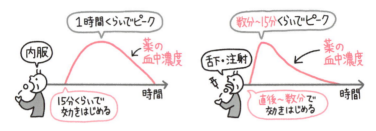

痛くなってから薬を使っていると，痛みのピークまでに鎮痛薬のピークを持っていくことができないので，痛い時間が増えてしまいます。

● 痛くなってからでは間に合わない！

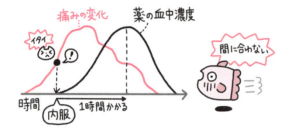

痛い！シチュエーション

特に多いシチュエーションは，外来だと，お風呂に入る時，食事の時，便をする時，病院に来る（買い物に行く）時です。入院時は，これに放射線治療や検査に行く時，が加わります。放射線照射は一度自施設の照射前後を見せてもらうといいのですが，最初の1〜2回，シミュレーションといって台の上に1時間ほど乗って治療計画を立てます。その後は数分で終わって，しかも，だんだんに鎮痛効果も出てくるので楽になってくるのですが，最初の回は一番痛い時で，しかも長時間かかります。この時間の痛みを予防することで，照射治療のスムーズな導入にもなります。

- 痛みの生じる時間に合わせて，(通常)1時間前にレスキュー薬一式を飲む

"時間の決まっているところ"の痛みを抑える

　お風呂に入る時，食事の時，便をする時，病院に来る(買い物に行く)時というのはだいたい時間を決められますので，「1時間前」にレスキュー薬を予防的に使用するようにします。さすがに，すべてのトイレ通いをカバーすることは(いつくるかわからないので)できませんが，1日のうちで時間の決まっているところの痛みを抑えるだけでも患者にはかなり違うと思います。

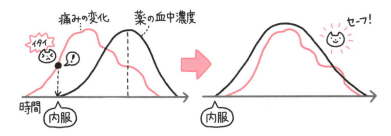

●痛くなってから内服した場合　　●予防的に内服した場合

　似た考え方で，例えば，食事のたびに痛いという場合は，「毎食前」にアセリオ®・ロピオン®・オキファスト®の早送りを行います。放射線照射の場合は，あらかじめ出棟する時間を教えておいてもらって照射1時間前に病棟に連絡をもらい，病棟でアセリオ®・ロピオン®・オキファスト®の早送りを打ってから照射に行くといった工夫ができます。

> 照射時間の1時間前にアセリオ®・ロピオン®・オキファスト®の早送り。これ，病棟のシステムとしてしまうと患者さんがかなり楽になります

最近,「指示を明確に書くように」という指導が施設管理者から入ることも多いので,医師に「疼痛時の薬(予防的に使用してもよい)」とひとこと記入しておいてもらってもいいでしょう。

> **Check Point**
>
> - 痛くなる時がわかっているなら,予防的に(経口なら1時間前に)薬を使っていますか?

| 根拠となる研究・文献 |

これも「飲み方」の比較になるので,これ"だけ"の試験はないと思います。患者教育に含まれる内容ですね。

難治性ではないはずの痛み──理由を見分けて対処する

ご飯を食べると痛い
（無理してご飯を食べている）

 判断するカギ こんな言葉，こんな症状がカギになります

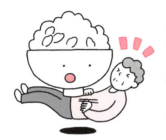

- ご飯を食べるとおなかが痛い
- 「入院して点滴しているといいんだけど，食事をとりだすと痛くなる」
- がん性腹膜炎・腸閉塞（サブイレウス）の既往がある／診断がついている
- 腹部の悪性腫瘍である

 判断の確定

- 「ご飯を食べるとおなかが痛い」「食べないと痛くなくなる」で判断する

腸閉塞になる"少し手前の段階"の痛み

　がん疼痛で，「身体を動かす」の次に痛みのきっかけになることはと言われたら「食事をとること」でしょうか。がん性腹膜炎だと，完全な腸閉塞にまではいかなくても（腸閉塞になる少し手前の段階で），「食べると痛いなあ…食べないと痛くないんだけど…」という時期がやってきます。

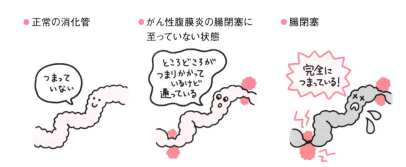

そういう時期では，食事が多く入ると腸がググッと動いて痛くなって，細いところを食べ物が通過すると痛みが減って，しばらく食べないと痛みはなく…という変動を繰り返します。便通のコントロールも難しく，ピコスルファートやセンノシドのような刺激性下剤は腹痛を増やしてしまうので，マグミット®，モニラック®，大建中湯あたりでなんとか便通を保つのが精一杯の時があります。

 対応

- 消化管が通る方法を考える（ステントなど）
- 「栄養のためだけには食べない」を選択する

「食べない」という選択もある

まずはステントなど消化管が通る方法を考えますが，患者の考えによっては，「食べない」が一番いい（痛みはこない）「治療」になる時があります。もちろん，食べないと栄養が入らないので，終末期なら輸液に，消化管以外に悪いところがないなら中心静脈栄養（IVH）を導入するという意味です。

絶食にするのではなく，「栄養は点滴から入るから，無理して口からとらなくてもいいです。楽しみとしてだったり，おなかの調子のいい時は食べるとか，それくらいの方がいいっていう考えもありますよ」という相談をしていきます。

「食べること」の意味はそれぞれ違う

特に,「食べないと体力が落ちちゃうから無理して食べている」という時は,「え？ 無理して食べなくてもいいの？」と喜ばれることもありますし,逆に,「そんな…口からとらないと弱っちゃうだろ」と怒られることもあります。

「食べること」に関しては患者によって価値観や考え方がまちまちなので,患者の認識を確認しながらの対応が必要です。痛みを減らすことばかりを目的にしていると,「がんばって食べて体力をつけようとしているのに…」と,かえって"わかってもらえない感じ"を強めることがありますので,要注意です。

医療者としては,「痛みを取る」という方法の中に,痛み止めを出すだけじゃなくて,痛くなる原因を避ける(この場合は消化管を動かさないようにする)という手もある,ということを意識して下さい。

Check Point

- 食べたら痛いなら,いっそのこと食事をやめて輸液にする手はないですか？

| 根拠となる研究・文献 |

ないと思います。

当たり前と言えば当たり前…

難治性ではないはずの痛み──理由を見分けて対処する

レスキュー薬を飲んでいない
（理由① 便秘，吐き気が嫌だから）

 判断するカギ こんな言葉，こんな症状がカギになります

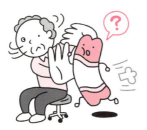

- 「これ（レスキュー薬）飲めば効くんだけど，便秘になるだろ？」
- 「これ飲むと食欲なくなる」「飲むと効くけど気持ち悪くなる」

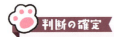 **判断の確定**

- レスキュー薬を内服しない理由として，「便秘，吐き気が増えている」と患者が考えていることを確認する

　医療者は痛みを取るということをまず最優先にしがちですが，患者から見ると，痛みも便秘や吐き気と同じ1つの苦痛に過ぎません。便秘が増える，吐き気がする，食欲が減る──これも1つひとつが痛みと同じ苦痛の1つですから，なんとか両立して解決できるようにと考えています。

「飲まない」のには理由がある

　「痛みがある，けどレスキュー薬を飲まない」人は，かなりの数いま

す。その時は「理由」をちゃんと確認していくことが大事です。頭ごなしに，「痛い時は飲んで下さいよ」「痛いんだから飲まなきゃダメじゃないですか」はおおむね逆効果で，「わかりました。明日からすぐ飲みます！」という人がいるとは思えません。皆それぞれに，何か理由があるのですから。

　レスキュー薬を飲まない理由，「どうして飲むのを減らしてるんですか？」に対して多い返事の1つが，「便秘になる／食欲がなくなる」からです。本当に便秘が増えている場合も，実は増えていないけれど患者がそう思っているだけの場合もありますが，ここでは，実際に便秘がどうかということではなく，「レスキュー薬を飲まない理由として，便秘になると（患者が思っている）」ということがわかれば，それで十分です。

 対応

- オピオイド以外の便秘，吐き気，食欲低下の原因があればしっかり説明する
- 副作用に対する薬をちゃんと併用する。便秘には通常の下剤（スインプロイク®），吐き気や食欲低下にはドンペリドン，トラベルミン®，オランザピン，リフレックス®など。
- 他のオピオイドに変更する

　まず，便秘が増える，吐き気がする，食欲が減る…のが，オピオイド（だけ）のせいではない場合が多いので，原因をしっかり説明します。

　「確かに麻薬（鎮痛薬）でも便秘になりますけど，食事の量も少ないし，動く量が少ないとそれだけでも便秘がちになりますからねぇ，吐き気がするのは鎮痛薬だけってことでもなくて，一緒に使っている抗がん剤のせいやそもそもおなかに病気があるとそれだけで吐き気が出ますしねぇ…」。

　患者は「症状＝薬の副作用」と直結させて考えやすい傾向にあると思

いますが,まず,薬以外の要因もあることをなんとなく(ほのめかす感じに)説明をするのが最初はいいと思います。いきなり,「それ,痛み止めのせいじゃないから,もっとちゃんと飲んだ方がいいですよ」と説得に入ると,「なんだこいつ,わかりもしねぇのに」となるので気を付けましょう。

気を付けるというより,理由を聞いてから対応するのは人として当然の心配りです

具体的な対策としては,それぞれの副作用にちゃんと対応するようにします。

便秘――"本当に"何を飲んでいるのかを確認する

下剤の調節をちゃんとするのですが,下剤って飲む量が毎日毎日違いますので,患者が本当にどれくらい飲んでいるのかを根気強く確認します。ピコスルファートでは「1滴」が人によって受け取り方が違うのか,「目薬の1滴」をちゃんと出してくれる人もいる一方,「ギュッとしぼった1滴」の人もいます。

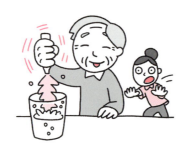

マグミット®は出てるけど飲みにくいから,「市販の漢方便秘薬を飲んでいる」「朝牛乳をコップ2杯飲むとだいたい出るね」のように市販薬や食品を使っている人も多くいますので,「本当に何を飲んでいるのか」を確認します。

もし，麻薬のための便秘と判断できれば，スインプロイク®（ナルデメジン）という薬があります。これは，消化管に働いて，麻薬が腸のオピオイド受容体に働きかけるのをブロックしてくれる薬なので，「これ，飲んでおいてもらえると，麻薬が腸に効いて便秘になるのがなくなるので」と説明して内服してもらいます。

吐き気——患者がいいと思う薬を探す

　制吐剤はいろいろありますので，患者の自覚に従ってまずどれかを選択し，効果を評価します。効果で特にこれが強い，これはダメということもないので，使用しやすいもの，患者がいいと思うものを何か使えばOKです（表9）。

　オピオイドだけによる吐き気なら，制吐剤を併用すればまず治まります。制吐剤を1つ2つ3つと替えても続いている吐き気は，オピオイド以外が原因です。頭部，腹部，カルシウムのどれかの異常を確認するようにします（→ p.247）。

表9　制吐剤の使い分け

薬剤	特徴
ナウゼリン® （ドンペリドン）	・眠気が出ると困る人，「食事をとるとおなかがいっぱいになる感じ」になる人（early satisfy）に使用 ・プリンペラン®でもよい
トラベルミン®	・「酔い止め」と説明しやすいのでハードルが低い ・眠気の強い人は0.5T，通常1T，吐き気に合わせて1～3回
ジプレキサ® （オランザピン）	・難渋する吐き気で最近はまず使われる薬剤 ・化学療法の予防的制吐でも使用が推奨されるようになった ・糖尿病禁，制吐目的だと2.5 mg眠前。眠気がなければ通常は5 mgまででよい
リフレックス® （ミルタザピン）	・難渋する吐き気で糖尿病がある時にオランザピンの代わりに使用される ・眠気が強いので高齢者や全身状態が悪い時には向かない ・不安・不眠・焦燥がある時によい ・制吐目的だと7.5 mg眠前。眠気がなければ通常は15 mgまででよい

細かい気遣いですが，「この薬を飲むと○○になるから嫌だなあ」と思って同じものを飲み続けるのもハードルが高いので，「オピオイドを変える」のもいい選択です．オプソ®が合わないと思っている人はオキノーム®に，オキノーム®が合わないと思っている人にはオプソ®に，内服が合わないと思っている人で坐薬がOKならアンペック®坐薬に．もちろん，使い慣れていればアブストラル®／イーフェン®バッカルやナルサス®に変更してもいいのですが，まずは使い慣れている中で替えるだけでもなんとかなる（はず）です．

Check Point

- 副作用（便秘，吐き気）が気になって，痛み止めを意図的に「控えている」のではないですか？

| 根拠となる研究・文献 |

　患者に痛みがあっても，副作用があるから飲むのを控えているというのは万国共通らしく，有名な（古典の）研究があります．2001年の研究です．

・Weiss SC, Emanuel LL, Fairclough DL, et al.: Understanding the experience of pain in terminally ill patients. Lancet, 357(9265): 1311-1315, 2001.

難治性ではないはずの痛み——理由を見分けて対処する

レスキュー薬を飲んでいない
（理由② 定期薬を飲んだらレスキュー薬は飲まないようにしている）

判断するカギ こんな言葉，こんな症状がカギになります

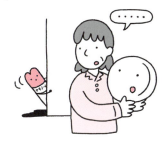

- 「もうあっち（オキシコンチン®，定期的に飲んでる方）飲む時間だから，追加は飲まないで我慢してました」

判断の確定

- 痛みが来た時に，定期薬を飲む時間だからレスキュー薬を飲むのを控えていた，という事実を確認する

　わりと多いなあと思うのが，オピオイドの定期薬（徐放剤，オキシコンチン®など）をちょうど飲む時間くらいに痛くなっても，「同じ時間に両方飲んではいけない」と思ってレスキュー薬を控えている人。毎回定期薬の手前で痛くなるのは，キレ際の痛み（end-of-dose failure）といって，突出痛ではなく，定期投与量が足りないことを示します。end-of-dose というのは，投与した1回分の薬の効果が切れる時に，といった意味です。

- end-of-dose failure

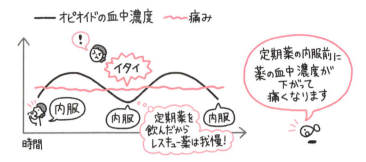

- 痛くなったら，定期薬と一緒にレスキュー薬を飲んでもいい
- 必ず定期薬の前に痛くなるなら，end-of-dose failure なのでベースアップを

　徐放剤は（飲んですぐに濃度が上がる製剤もありますが），基本的には12時間，24時間かけてゆっくり効くように作られているので，徐放剤を飲むタイミングで痛くなったらレスキュー薬を一緒に飲んでも構いません。

　もし，毎回毎回定期薬の前に痛くなるなら，end-of-dose failure なのでベースアップをします。

- たまたま定期薬の切れ目に重なった突出痛

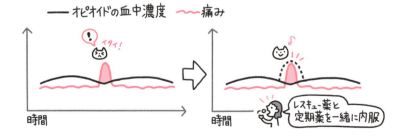

● 定期薬の不足による end-of-dose failure

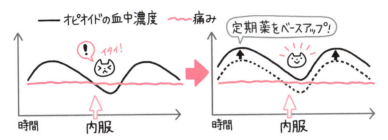

Check Point

- レスキュー薬を定期オピオイドと一緒に飲まないように我慢していませんか？（一緒に飲んでも大丈夫）

| 根拠となる研究・文献 |

これはさすがに細かすぎて，ないと思います。

難治性ではないはずの痛み——理由を見分けて対処する

レスキュー薬が来るまでに時間がかかる

  判断するカギ こんな言葉，こんな症状がカギになります

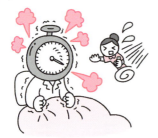

- 「家にいた時は自由に飲めたのに…」
  (なんですぐ持って来てくれないの?)

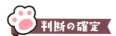 **判断の確定**

- 麻薬を自己管理していない（入院の場合）

　入院の場合，まだまだ「麻薬の自己管理」をしている病院が少ないみたいです。

　ちょっと想像してみて下さい。家では夜，薬を枕元に置いたり，日中は調子に合わせてちょこちょこ飲んでいたのに，入院になるとわざわざナースコールを押して持って来てもらわないといけない…。これはなかなかつらいところです。

　少なくとも自分なら，「自由に飲ませてくれ」と必死にお願いするか，ダメと言われたら隠し持って飲みそうです（隠し持っているところを見つかると激怒されそうですが…）。

大規模な研究でわかっていることは、突出痛が起き始めてからピークに達する時間は、わりと短く 10 分くらいということです。骨転移などの「本当の突出痛」が多いと、より持続時間の短いシャープな痛みが増えます。普通の「疼痛時の薬（レスキュー薬）」を使う時（ベースが足りない時の痛みの悪化）でも、患者が痛いと感じてから薬を飲むまでの時間を想像するに、「薬を手元に届けるまでの時間」が一番長いのではないかと思うことがあります。

● 入院中

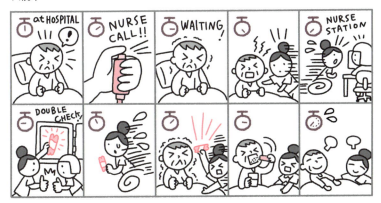

特に夜間の場合、人数が少ないので看護師さんも大変です…

● 自宅

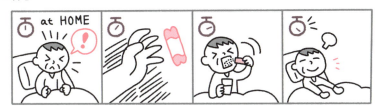

- **麻薬は（入院中も）自己管理で！**

　麻薬は（入院中も），なんとか自己管理にしたいところです。資料として当院の『麻薬の自己管理マニュアル』を付けておきます（→次ページ）。安全管理が何かと厳密な今日この頃，病院管理部の説得も大変な場合があるかもしれませんが，法令上何の問題もないので，患者のためになることはがんばりましょう。

もし管理者の人がこれを読んでいて，自施設で麻薬の自己管理をしていなければ，ぜひできるようにしてあげて下さい

- レスキュー薬を「口に入れるまで」に時間がかかるなら自己管理にしては？

| 根拠となる研究・文献 |

　「麻薬が来るまでに時間がかかる」についての研究はないと思いますが，突出痛の全体像に関しては下記が有名な研究になります。

- Davies A, Buchanan A, Zeppetella G, et al.: Breakthrough cancer pain: an observational study of 1000 European oncology patients. J Pain Symptom Manage,46(5):619-628,2013

資料 麻薬の自己管理マニュアル

入院中に医療用麻薬をお手元で管理される患者さまへ

　入院中の医療用麻薬は，法律で厳重な管理をすることが求められています。安全・確実に管理するためにご理解ご協力下さいますようお願いします。

- 薬の効果，1回の使用量，使用間隔などについて医療者からご説明させていただきます。

薬品名：オプソ内服液 5 mg　**お薬自己管理表**

記入例　　　　　　　　　　　　　　　　　　名前：○○○○

お薬を使ったら日付と時間，使用した数を記入して下さい

日付	時間	使った数	残りの数 (看護師記入)	渡した数 (看護師記入)
3/1	17:30			5包　伊藤
3/2	6:30	1包	4包　鈴木	
3/2	12:05	2包		

- 薬を使用された際には，〈使用した時間〉・〈使用された量〉を「お薬自己管理表」へ記載して下さい。
- 医療用麻薬は重要な薬です。紛失や自己管理表への記載忘れに十分ご注意下さい。
- 使用された薬の殻は回収させていただきますので，回収用の容器に入れて下さい。
- 外泊・外出される際は，帰院された後，使用した数を確認させていただきます。外泊・外出中も自己管理表への記載をお願いいたします。

聖隷三方原病院作成，一部抜粋し改変

難治性ではないはずの痛み──理由を見分けて対処する

レスキュー薬の量が足りない

判断するカギ こんな言葉, こんな症状がカギになります

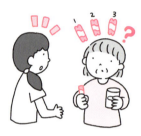

- 「これ(レスキュー薬)飲んでも, なんにも変わんない」──「眠くもなりませんか」──「ぜんぜん」
- そういえばベースアップはしてるけど, レスキュー薬の量はずっと変えていない
- 「これ, 何袋飲むんだっけ?」

判断の確定

- **レスキュー薬の絶対量が不足している(目安として1日量の6分の1より少ない)**

　痛みがあると, 最近は何かしらのオピオイドが疼痛時の薬(レスキュー薬)として処方されていることが多くなりました。でもなぜか, リアルな現場では, 「量が足りない」現象が生じます。この現象はどういう場合に起きるのでしょうか。

レスキュー薬の量を変えていない

　一番多いのが, 「ベースアップはしているけど, レスキュー薬の量を変えていない」時です。ベースとしてフェントス®テープを1mg(モル

表10 ベースの量の6分の1に相当するモルヒネ／オキシコドンの量

ベース鎮痛薬			レスキュー薬	
フェンタニル貼付剤（フェントス®テープ）	モルヒネ徐放剤	オキシコドン徐放剤（オキシコンチン®）	モルヒネ速放剤（オプソ®）	オキシコドン速放剤（オキノーム®）
1 mg	30 mg	20 mg	5 mg	3.3 mg
2 mg	60 mg	40 mg	10 mg	6.7 mg
4 mg	120 mg	80 mg	20 mg	13 mg
6 mg	180 mg	120 mg	30 mg	20 mg
8 mg	240 mg	160 mg	40 mg	27 mg

ヒネ30 mg）から2 mg（モルヒネ60 mg）にした，だけど，レスキュー薬はオプソ®5 mgのまま。オキシコンチン®を40 mgから60 mgにした，だけど，レスキュー薬はオキノーム®5 mgのまま。レスキュー薬の投与量は，「1日に使っている量の6分の1」が基本なので，フェントス®テープ2 mgならモルヒネ10 mg，オキシコンチン®60 mgならオキノーム®10 mgが「基本」です。

　もちろん，眠気が来やすい人や，痛みが比較的軽い人はこれより少量で効果があるのですが，「飲んでも眠くもなんともならないのに，痛みが取れない」時は絶対量が不足していると判断できます。

　表10にベースのオピオイドの6分の1に相当するモルヒネ／オキシコドンの量を書いておきましたが，意外と多いですよね？　でもこの量をレスキューで内服している人，あまりいないと思いませんか？　もし痛みが確実にあって眠気もないなら，この量まではレスキュー薬の量を増やしてもおおむね問題ありません。

患者が飲むのを控えている

　次に多いのが，処方はあるんだけど患者が飲むのを控えているという場合。「あんまり飲むと胃に悪いですよね」「これ，何袋飲むのかわかんなくなっちゃったから，とりあえず1袋飲んでたけど…ええ？？　もっ

と飲んでいいんだっけ？」…オピオイドで胃は悪くなりませんよ〜，1回に飲むのは2袋ですよ〜（ほら，ここに書いてお渡ししますからね），何度説明してもなかなかその通りに飲めないところに人間らしさを感じます．

「1時間分の量」にしばられている

入院中の場合，「1時間分しばり」という謎の現象も見かけます．そもそも疼痛時のレスキュー薬の量は1日量の10〜20％としている国が多いようですが，日本の場合なぜか「1時間分早送り」が定着しました．1時間分は4.1％（24分の1）で国際的に見るとかなり少なめの投与量になります．1時間分早送りする時とか2時間分早送りする時とか，使用量での比較試験があるわけではない「安全な量」が1時間量ということですので，「1時間分早送り」オンリーでは少なすぎる患者がいると思われます．

対応

- 経口のレスキュー薬は，1日オピオイド量の6分の1に届いていないなら6分の1量に．6分の1は超えていても効かないなら，（1時間後に眠気／呼吸抑制がなければ，）さらに50％増量して評価する
- 注射薬のレスキュー投与は，1時間量で15分後に眠気／呼吸抑制がないなら，2時間量にして評価する

対応としては，レスキュー薬を増量します．ただ増量するといっても効果の指標がないと考えようがないので，Tmax（薬の血中濃度が最高量になるところ）での眠気／呼吸抑制を見ます．内服なら1時間，注射なら15分後の患者の状態を見て，「さっぱり眠くない，ぜんぜん痛いままなんですけど？」という感じなら，絶対量が足りません．安心してレスキュー投与量を増量して下さい．

だいたい，内服なら基本量（1日分の6分の1量）の50〜100％まで，

注射薬でもほとんどは2時間，かなり強めの痛みが来る人で3時間分で落ち着くと思います（もしこの量で落ち着かない時は，オピオイドの効かない痛みや，何か急に他の痛みが合併した疑いが濃厚です）。

●レスキュー薬をどこまで増やすか？

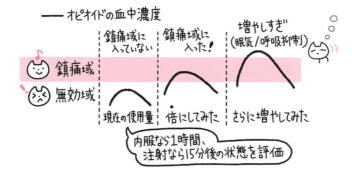

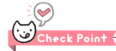

Check Point

- レスキュー薬の量，少なすぎませんか？

| 根拠となる研究・文献 |

　レスキュー薬の至適投与量（何mgを投与すると一番安全で有効か）は，粘膜吸収性フェンタニルを除くと実はほとんど研究されていません。そもそも「6分の1」というのもエビデンスがあって決まったわけではなく，昔々モルヒネ水を4時間ごとに内服していた時代，痛ければ1回分（＝6分の1）を追加していたというのが由来です。今日に至るまで伝統的に経験則が続いていますが，今後はっきりしたエビデンスがわかってくるといいですね。6分の1ではなく，「10～20％」と表現されることもあります。

難治性ではないはずの痛み──理由を見分けて対処する

レスキュー薬の投与間隔が長すぎる

判断するカギ こんな言葉，こんな症状がカギになります

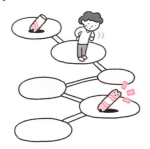

- 「まだ間があいていないから飲めない」
- 「4時間あけてって言われたんだけど，それまでに痛くなったらどうするの?」
- 「これ，何時間あけたら飲んでいいですか?」

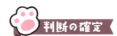

- レスキュー薬の投与間隔が「経口オピオイドで4時間以上あける，注射薬で1時間以上あける」の指示はあけすぎと判断する（事情がある時もあるので全例間違っているというわけでもない）

オピオイドの反復投与の間隔問題はだいぶ少なくなりましたが，まだ見ることがあります。もともとの由来は，ボルタレン®坐薬と一緒に使う時などに「4時間あけて」としていたことの名残りです。

4時間あけると強い痛みはカバーしきれない

オピオイドの速放剤は4時間すると効果がおおむね切れてしまいますので，効果が0（厳密には0ではないですがイメージとしては0）にな

ります。弱い痛みなら，1回内服すれば痛みがおさまる濃度まで上がるとします。でも，強い痛みが来た時には，4時間あけてしまうと痛みをカバーするほどにはオピオイドの濃度は上がらないことがわかります。

● 4時間あけてオピオイドを飲む時

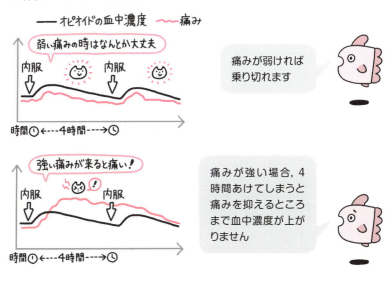

 対応

・レスキュー薬の投与間隔，経口オピオイドは1時間あける，注射は15分あける

投与間隔は，「経口オピオイドは1時間あける，注射は15分あける」を基本にします。もちろん，全身状態が不良な時や，「痛くもないのに(眠りたいから，だるいから，なんとなく)飲もうとする時」は時間をある程度あける指示の方が妥当な時もあります(あまりありませんが)。

痛みに合わせて，その都度薬を調節する

「患者の感じる痛みの強さは変わる(一定ではない)」というイメージ

を持てると，短い間隔でその都度内服薬を調節して飲むことの大事さがわかります。

例えば，弱い痛みには1回分内服すればそれで足りますが，強い痛みには1時間後（注射なら15分後）に1回分を追加してちょうどいい血中濃度になるのがわかります。将来的には，痛みの強さに応じて自動的に鎮痛薬が増えたり減ったりする機械が開発されて，1回に使用する鎮痛薬も痛みに合わせてもっと臨機応変に投与量が変わる時代が来るかなと思います。

今のところ自己調節するしかないので，例えば，中くらいの痛みの時，「1回分じゃあ足りなかったなあ」と，もう1回分追加すると，「あれ，ちょっと多かった…眠気が残った」という感じの試行錯誤です。

● 1時間でオピオイドを飲む時

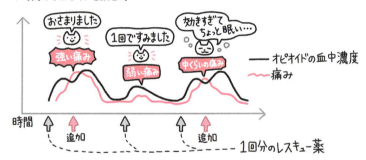

 Check Point

- レスキュー薬の投与間隔，内服1時間／注射15分にしていますか？

| 根拠となる研究・文献 |

これは臨床的な実証研究というより，薬学的な研究（薬物動態）からいわれることです．人対象のエビデンスはありません．

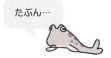

難治性ではないはずの痛み──理由を見分けて対処する

オピオイドが増やせない
（理由① 吐き気）

  判断するカギ こんな言葉，こんな症状がカギになります

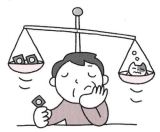

- 「痛いから（定期の）痛み止めを増やしたいけど，増やすと気持ち悪くなるから嫌だなあ…」

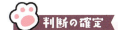 **判断の確定**

- 「定期のオピオイドを増量すると吐き気が出るようだ」との患者の表現がある

　定期の鎮痛薬を増やせない理由として一番多いのは眠気ですが，時々，「吐き気で増やせない」という現象に出合うことがあります。
　オピオイド増量中に悪心嘔吐が増えた時，「マヤク，増やしているからねぇ」とオピオイドのせいにされることが多いのですが，実際は，腹部病変，頭部病変，悪液質など原疾患の悪化のことがほとんどです。とはいえ，患者にとってみたら何が原因でも，「これを増やすと吐き気がするから，増やしたくない」という状況なので，患者の認識をスタート地点にします。

対応
- とりあえずは，全部注射にする
- 便秘の確認でX線を撮る
- プロトンポンプ阻害薬を出す
- 制吐剤を併用にする／他のオピオイドに変更する

まずは全部注射にしてみる

　対策として勧めたいのは，「とりあえずは，全部注射にする」です。黄金の3点セット「アセリオ®・ロピオン®・オキファスト®／モルヒネ」をすべて注射薬に。悪心嘔吐がある時はそもそも鎮痛薬が吸収されているかどうかあやしいので，まず，鎮痛をするという意味でちゃんと吸収されるようにします。これによって，「吐き気はするわ，痛いわ」を，まずは，「（痛いのはよくなって），吐き気が残っている」くらいにおさめることができます。

吐き気の原因を明らかにする

　その次，吐き気をなんとかするために，原因を明らかにしてその対応をします。

　まず手軽にチェックできて，解決可能なのが，便秘と胃炎・胃潰瘍。「吐き気がする」が便秘の主症状のことは少なくありません。おなかを見て，腹部X線を撮ります。ガスでいっぱい，便が残っている…目につく症状は吐き気ですが，その原因は便通が問題なので，下剤の調節をしっかりとします。

　胃炎・胃潰瘍は，「胸焼けがする」という人もいますがはっきりしないことも多いので，NSAIDsや，ステロイドを使用していればPPI（プロトンポンプ阻害薬）を定期投与します。胃内視鏡検査はこの段階ではまだ必要ないでしょう。

腹部か頭部か，カルシウムか

　次に，明らかな「病気」（がんに関連した病態）があるかを確認します。腹部，頭部，そしてカルシウム濃度を確認します。

腹部に問題がある場合は，腸閉塞になっているならオピオイドが問題ではありませんから，内服薬の投与経路の変更とともに，ステロイドやサンドスタチン®(オクトレオチド)などを使うか考えます。胃や十二指腸に閉塞があって胃に内容物が溜まっているなら，胃から下に落ちていかないと悪心嘔吐はよくならないので，NGチューブ(経鼻胃管チューブ)を入れるか吐くかして胃内容を排出します(ゆくゆくステントなどの使用を考えます)。

　頭部(脳転移)の場合は，放射線照射やステロイド投与を考えます。

　高カルシウム血症なら，カルシウム濃度を下げる点滴をします。

　原因はいろいろありますが，要は，あの手この手でかわそうとしても，やはり悪心嘔吐が残る時は，「本当にオピオイドのせいで吐き気になっているのかそうじゃないのかをしっかり検査をして確かめる」ということですね。

　当面，何が原因かわからないけれど，そうひどい悪心嘔吐じゃないから対症療法で，と考える時は，制吐剤を併用にする，他のオピオイドに変更するあたりを選択します。

Check Point

- オピオイドを増やせないのが吐き気のせいだとしたら，その吐き気の原因，わかっていますか？

｜根拠となる研究・文献｜

　オピオイドによる悪心嘔吐は深刻な問題なのですが，比較試験がほとんど行われていません(試験は時々組まれるのですが，患者が集まらなくて途中で打ち切りになるものが多いです)。今後に期待です。

・Laugsand EA, Kaasa S, Klepstad P.: Management of opioid-induced nausea and vomiting in cancer patients: systematic review and evidence-based recommendations. Palliat Med,25(5):442-453,2011.

難治性ではないはずの痛み――理由を見分けて対処する

オピオイドが増やせない
（理由② 眠気，せん妄）

判断するカギ こんな言葉，こんな症状がカギになります

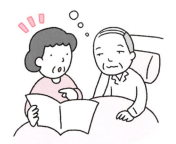

- オピオイドを増やすと眠そうになる，ぼうっとしている
- オピオイドを増やすとせん妄になる
- 「これ（定期の鎮痛薬）増やすとぼうっとするから増やしたくないなあ」

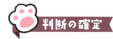

- 「定期のオピオイドを増量すると眠気が増す」との患者の表現がある

「痛いけど，眠い」…難治性疼痛で最も多いパターンです。

眠気とせん妄は，原因から見ると同じで，要するに「頭の中が寝てしまうので，ウトウトしてしまう」までなら眠気，「ウトウトしすぎて，見当識や記憶や注意力まで障害される」とせん妄といいます（厳密には違いますが，大ざっぱにはそんな感じ）。

眠気とせん妄は同じと考える

よく，「せん妄は underdiagnosis（診断されていない）」といいます

が，それは，眠気が強くてウトウトしているだけというのと，見当識や注意力に障害があるとの境目があいまいだからです。

現場としては，眠気がせん妄の初期症状のことも多いので，難治性疼痛の文脈では眠気もせん妄も同じと考えるといいと思います。

- とりあえずは，内服薬を全部注射薬にする
- 「難治性疼痛になりやすい病態」かを確認する。難治性疼痛ならインターベンション治療をするかを検討する
- 「難治性疼痛になりやすい病態」ではないなら眠気の出ない鎮痛薬に変更する
- 眠気なら眠気止めの薬（ベタナミン®，カフェイン）を追加，せん妄なら抗精神病薬を少量追加する

どんな症状でも原因を念頭に置くことが大事ですが，悪心嘔吐と同じように，ひょっとして麻薬による眠気ではなくて，頭部病変，高カルシウム血症，衰弱（という診断は最終手段）など，そもそも他の原因があることがあります。

悪心嘔吐に比べると，眠気は「眠い原因は鎮痛薬のせい」という確率はより高いです。もし眠気の原因が他にあれば，その治療をしていきます。

とりあえずは，内服薬全部を注射薬にする

さて，原因に限らず，入院中で症状緩和に苦慮しているなら，「とりあえずは全部注射薬にする」ことを勧めます。これには次の3つの意味があります。

1つめは，アセトアミノフェンやNSAIDsもIV（静注）から投与することで鎮痛効果がよくなること（＝オピオイドの必要分も少し抑えられるかもしれません）。

2つめは，オピオイド自体の効果が内服よりも安定しますので，きち

んとした効果を見ることができること．
　3つめは，用量の調節がしやすいこと．

増量の前に，治療目標の確認を

　眠気がひどくなってしまうと，薬物療法以外のインターベンション治療（神経ブロックなど）をするか相談しようと思ってもできなくなってしまいますし，せん妄になってしまうとそもそも安静にできないので，インターベンション治療を実施すること自体が難しくなります．ですから，眠気の出始める前後，そこでオピオイドの増量をちょっと待って，「で，治療目標はなんだっけ？」と踏みとどまるのが肝腎かなめです．

　オピオイドの増量に"待て"をしている間に，「この患者の疼痛は難治性疼痛か」を判断します．難治性かどうかは経験上，6つの病態（→p.8）に該当するかどうかを考えます（もちろん例外はあります）．
　難治性疼痛であれば，「薬でなんとかするで」という前に，眠気と鎮痛のバランスを患者（と，大抵は家族も含めて）相談することが大事で，眠気を感じない鎮痛方法にチャレンジしたい！という希望があればインターベンション治療をする（か，できる施設に紹介する）方向になります．

今できる工夫を重ねる

　難治性疼痛でなければ，attention to detail（細かな配慮）の工夫1つひとつを見直して，該当する工夫をすべて行います．眠気のある痛みはあれこれの工夫の総力戦になることが多いので，1つ2つ3つの工夫をあわせて行います．眠気だけということであれば，次のように3つほどの工夫があります．

眠気の出る薬をやめてみる

　1つめは，眠気の出る薬がずっと出ているなら，必要なさそうなものをやめてみます．吐き気もないのにずっと飲んでいるノバミン®，効い

ているのか効いていないのかわからないトリプタノール®など。日中の安定剤（デパス®など）が出ている場合も，できればやめた方がいいのですが，抗不安薬は何年も飲んでいると依存ができていることが多く，急に中止すると不安やせん妄などがかえって顕在化するので，やめるとしても徐々にします（デパス® 3T なら 2T…など）。

オピオイドを減らしてみる

2つめは，ベースで入っているオピオイドをなんとか減らせないか考えます。持続痛がなくて突出痛が痛みの主体なのにベースを上げていった時は，日中の定期のオピオイドを減量して，非オピオイド鎮痛薬を増量します（朝のオキシコンチン®を少し減らして，アセトアミノフェン 3 g 分 3，ボルタレン® 25 mg 3T などとします）。

日中はレスキュー薬を自己調節で使用してもらい，「この方が眠気が少なくて痛みも調節がきくのでよい」と言うなら成功。もし，減量後レスキュー薬をやはり何回も使用することになり，結局，「眠いのも痛いのも変わらんー！」となれば，無効と判断してもとに戻します。評価は数日で大丈夫です。

対症療法の薬を使う

3つめは，対症療法の薬を使う方法で，眠気なら眠気止めの薬（ベタナミン®，カフェイン）を追加，せん妄なら抗精神病薬を少量追加します。ベタナミン®もカフェインもものすごく効く感じではないので，もし使えるなら出してみて効果があればいいな，というくらいの方法です。処方用のカフェインは 1 回 100〜300 mg を 1 日 2〜3 回使うことになっているので，300 mg 2〜3 包/日までが試してみる量になります。

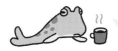

> カフェインはコーヒーや濃く入れた緑茶 1 杯に 100 mg ほど，エナジードリンク系で 150 mg，眠気覚ましを前面に出している高速道路のサービスエリアで売っているようなドリンクで 200 mg 弱含まれています

Check Point

- 「眠いけど痛い」なら，難治性疼痛かどうかによって目標を変えていますか？

| 根拠となる研究・文献 |

　オピオイドの神経毒性（というか眠気，せん妄）も本当に困る，おそらく一番困る副作用なのですが，比較試験はほとんど進んでいません。カフェインについてはほんの少しプラセボより効くかもという比較試験があります。

- Stone P, Minton O.: European Palliative Care Research collaborative pain guidelines. Central side-effects management: what is the evidence to support best practice in the management of sedation, cognitive impairment and myoclonus? Palliat Med,25(5):431-441,2011.

難治性ではないはずの痛み――理由を見分けて対処する

何を使っても精神症状が出てしまう高齢者

 判断するカギ こんな言葉，こんな症状がカギになります

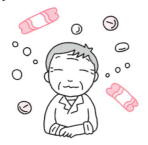

- 高齢の患者にオピオイドを使うと，何を使ってもぼうっとしてしまう

判断の確定

- 高齢者で，オピオイドを使うとぼうっとしたり精神症状が出る

　高齢社会になり，高齢の患者でがんが初発になることも増えてきました。例えば「肺がんの骨転移で初診，92歳。骨髄腫の全身の骨痛，94歳」…ですね。そうすると，いつもの感じで，痛みが強くなってきたからオキシコンチン®5 mg 2T とか，トラマール®25 mg 4T などを出すと，すぐになんか調子が悪くなり，ぼうっとしたり精神症状が出てしまうことが多くあります。

- （骨転移，もともとの骨粗鬆症の圧迫骨折の体動時痛には）生活環境の整備をまず考える
- 非オピオイド鎮痛薬を最大限まで使う
- オピオイドはごく少量から様子をみて

　対応としてまず認識しておいた方がいいことは，高齢者は，がんの痛みだけを抱えているわけではない，ということです。もともと節々が痛くて，うんとこしょうんとこしょ…と生活していた人が，がんになると，「痛くありませんか」「起き上がるとあちこち痛くてのぉ」，「じゃあ，これ出すんで飲んで下さい」（"のぉ"とは実際には言わないので，誇張表現です）…いや，その痛いのは関節痛とか圧迫骨折の痛みでがん疼痛じゃないんだけど…という視点が大事です。動きやすいように身の回りの環境を整える，杖などの装具を使えるようにする，身体に負担のかからない動き方を見守る，などがまずは大事です。

非オピオイド鎮痛薬を最大量使う

　薬物療法としては，精神症状の出にくい非オピオイド鎮痛薬を最大限投与します（表11）。バカの一つ覚えみたいですみませんが，入院中ならアセリオ®，できればロピオン®を少量。それで様子をみて，オピオイドはごく少量から，例えばトラマール®なら0.5T，オキノーム®なら0.5包から様子をみて使って，大丈夫そうなら増量してから徐放剤に変更するという方法が無難です。

　いきなり徐放剤を出さないか，徐放剤を使ったとしてもその翌日の様子をちゃんとモニタリングし，眠気が強いならせん妄や誤嚥など，おおごとになる前に撤退する──最初にせん妄を「つくってしまう」と回復が本当に大変なので最初が肝心です。

表11 高齢者の疼痛に対する初期処方

アセリオ®	500 mg（15 mg/kg）× 4 定期
ロピオン®	0.25A × 4 定期
疼痛時	・トラマール® 25 mg 0.5T またはオキノーム® 2.5 mg 0.5 包（効果のある方），1時間あける ・毎回 0.5T（0.5 包）で効果のない場合，1回 1T，1包で可

どんな薬も高齢者の場合は少なめから開始します

Check Point

- 高齢者でぼうっとしちゃう――非オピオイド鎮痛薬は最大量使っていますか？

| 根拠となる研究・文献 |

高齢者だけのオピオイドの比較試験というのはまだありません。

むしろ，日本発の研究が期待されているようにも思います

本当の難治性疼痛

治療目標を決める

　本当の難治性疼痛では，痛みをどこまで取るかの治療目標をちゃんと患者と相談して決めておくことが重要です。もちろん「痛み＝0」にしてあげたいのですが，この病態では痛みがすっきりなくなるということを目標にできるとは限りません。

　大きくいえば，①痛みを0にするために「あまりやっていない」鎮痛治療にチャレンジしていく，②オーソドックスな方法で眠気と鎮痛のバランスのほどほどのところで納得する，の2択になります。ですから，「ひとがんばりする」か「ほどほどで眠気とのバランスでよしとするか」の2択を患者と相談していくことが大事です。

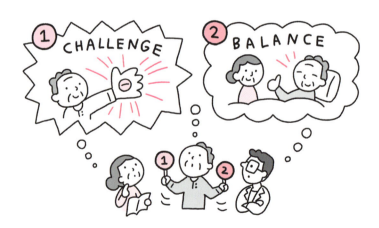

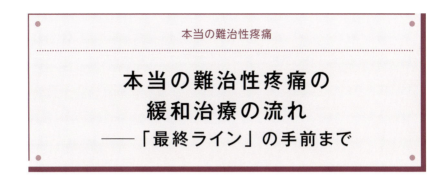

本当の難治性疼痛に対して，筆者が考える概要を 図2 に示します。

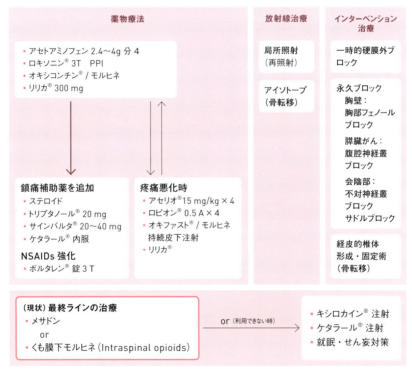

図2 難治性疼痛の治療の概要

大枠で，薬物療法，放射線治療，インターベンション治療（神経ブロックなど）の3つに分けて整理します。

薬物療法
　まず，疼痛が生じた初期は，通常の疼痛と同じように，アセトアミノフェン・NSAIDs・オピオイド・鎮痛補助薬1種類（現状の日本ではリリカ®）である程度対応できると思います。痛みが非常に強い時期，特に神経圧迫が痛みの原因である場合には，痛みが安定するまでステロイドを数日から1～2週間併用にします。通院中など一時的に鎮痛効果が下がることはままあるのですが，そういう時は，「とりあえず」，鎮痛薬をすべて皮下あるいは静注投与にします（アセリオ®・ロピオン®・オキファスト®／モルヒネ）。コントロールがついたら内服に戻します。
　神経痛が激しい場合，リリカ®を増やしていっても「眠くなるわりに効きが悪い」となれば，何か他の補助薬を併用にします。効果からいえばトリプタノール®，副作用が（あまり）ないという点からはサインバルタ®を上乗せする医師が多いと思います。施設によってはケタラール®の内服を出せる場合があります。
　この頃になると「眠気」が問題になってくるので，「眠気の来ない方法」としてロキソニン®をボルタレン®に変えるなどしてなんとか眠気の少ない方法を，と考えます（胃には来るかもしれません）。

放射線治療
　放射線治療をどこで加えるかは全身の抗がん治療との戦略によりますが，照射装置や状況にもよるので，知識としては「どんな時も鎮痛を目的とした放射線はいけるかを選択肢に置く」という考えを持っておけばいいでしょう。最近，照射装置・照射技術も進歩しており，一度照射した場合でも再照射が可能なことがあります。骨転移の場合，ストロンチウムというアイソトープを打つと，全身の骨を照射するような効果があり，体動時痛に効果がある場合があります。

表12 硬膜外ブロックの特徴

- 麻酔科医さえ協力してくれたら，技術的に実施できる施設が多い
- 通常，カテーテル留置が2〜3週間と長くなると効果が減弱することが多い
- 入浴できなくなる（原則）
- カテーテルから感染すると硬膜外膿瘍になるリスクがある

疼痛専門の麻酔科医がいなくても，当面，鎮痛できることが多いです

インターベンション治療

インターベンション治療は，放射線治療よりもさらに地域による差が大きく，実際，本に書いてあってもその治療を受けた患者を見たことがないという地域も多いと思います。

硬膜外ブロック

基本的な考え方として，「ここがすごく痛い」というように痛みの部位が狭い場合は，激しい痛みの時に硬膜外ブロックを行うことで一時的にしのげることが多々あります。硬膜外ブロックは麻酔科医さえ確保できれば，急性に疼痛が悪化した時の数週間の時間稼ぎになります（表12）。

永久ブロック

永久ブロック（permanent block）の場所はだいたい決まっています（表13）。

表13 早期から実施できる永久的な神経ブロック

痛みの部位	ブロックの種類	実施可能性	特徴
胸壁の2〜3椎体分（手のひら1〜2枚分）	胸部フェノールブロック	実施施設はかなり限られる	・痛い方を下にして，少なくとも数時間じっとしていないといけない ・フェノールが下肢に流れると下肢・排尿・排便の麻痺を起こす理論上のリスクがある
上腹部（へそから上）	腹腔神経叢ブロック	比較的多くの施設で実施可能	・以前は透視下で行っていたが，最近はCT下に実施される ・交感神経ブロックなので実施後は交感神経が遮断されて副交感神経優位になるため，下痢傾向になる。消化管蠕動による疼痛のある人はやや慎重にする（orやらない）方がいい
会陰部	不対神経叢ブロック	手技的には実施しやすいが，実施したことのある術者があまりいない	・尾骨の手前に薬液を置く（比較的表層） ・交感神経ブロックなので麻痺などの副作用はない ・内臓痛（奥の方の痛み）には有効だが，表面的な痛みには無効
	サドルブロック	比較的多くの施設で実施可能	・尿意・便意がなくなることが前提のため，人工肛門・尿路変更のある患者が対象（施行後は，尿意・便意がわからなくなる） ・人工肛門があれば，尿路は導尿を患者が了解すれば実施可能 ・劇的な効果があることが多い

● 神経ブロックが比較的効果のある疼痛

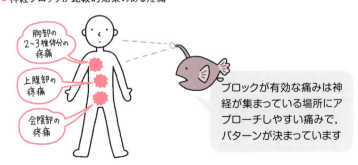

胸部フェノールブロック

　胸壁だと，痛みの部位が2～3椎体くらいの幅の時に，胸部フェノールブロックを行います。胸部フェノールブロックを実施できる施設はかなり限られています。肋骨1個だけということなら高周波熱凝固という1本1本つぶしていく感じの処置があります。筆者はがん疼痛ではあまり効果を感じませんが，その分比較的簡便で安全性は高いので，施設で慣れていて痛みが中程度なら行ってみてもいいと思います。

　ねらっている脊椎が「一番下になるようにして」（しゃちほこみたいな体位なので，これが一番大変です），専用の台の上で数時間じっとしていてもらいます。

　背中からくも膜下腔に針を刺して，フェノールをゆっくり注入します。そうするとフェノールが脊髄後根（感覚の神経が固まっています）に溜まって，化学的に神経がやけ切れるので，感覚が伝わらなくなる，という方法です。

● 胸部フェノールブロック

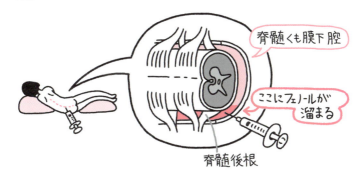

腹腔神経叢ブロック

　膵臓がんだと，「痛みがへそから上」であれば，腹腔神経叢ブロックができます。エビデンスも豊富にあり，実施できる施設もそこそこ多いと思います。

透視室かCT室で、患者は横向きや腹這いになって処置を受けます。処置後に蠕動痛が強くなることがあるので、サブイレウスの患者やがん性腹膜炎の進行が見込まれる患者には行わない方がいい（膵臓の内臓痛だけの人が最もいい適応）と筆者は考えています。

不対神経叢ブロック

会陰部の痛みは薬物で鎮痛するのはなかなか難しい痛みです。内臓痛（奥の方の鈍い痛み）に対しては不対神経叢ブロックがあり、目立った副作用がないので効果はほどほどですが試みやすい処置です。会陰よりももう少し骨盤内臓器に近い痛みの場合、上下副神経叢ブロックという、腹腔神経叢の1つ下にある神経叢のブロックを行います。

サドルブロック

表面的な痛みもある場合（難治性ではこちらの場合が多い）はサドルブロックが必要です。尿意・便意がなくなることが前提ですが、劇的な効果がある場合が多々あります。すでに、「人工肛門、腎瘻」がある患者で、会陰部の疼痛を訴えている人には一番いい適応です。

一番痛いところを下に＝つまり座っている状態になって、背中からくも膜下腔にフェノールを注入します。そうすると、注入されたフェノールが下の方に溜まって神経が化学的にやき切れますので、そこから膀胱・直腸に行く神経に感覚が伝わらなくなります。

● サドルブロック

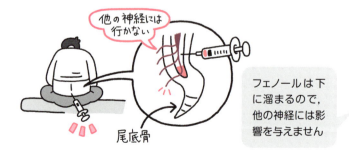

経皮的椎体形成

　この他，インターベンション治療として，骨転移で「脊椎1つか2つだけ痛い」という場合には，脊椎を固定するか，体外からセメントを注入する処置があり，経皮的椎体形成と呼ばれます。「痛くて動けなかった」人がスイスイ動けるようになりますが，痛みのある椎体が少ないことと，椎体の後面に骨が残っている（セメントを入れる時にセメントが髄腔内に漏れないため）ことが必要です。

●経皮的椎体形成

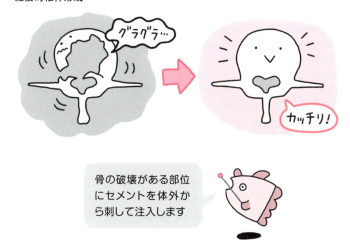

骨の破壊がある部位にセメントを体外から刺して注入します

本当の難治性疼痛

(現状の)「最終ライン」
—— メサドンとくも膜下モルヒネ

　メサドンとくも膜下モルヒネが今のところ、鎮痛の最終ラインになっています。「最終ライン」という言い方にはちょっと抵抗がある専門家もいると思います。というのは、メサドンはもっと早い段階で切り替えた方がいいのでは？　という意見はもっともだからです。だから、この方法は「現状では」最終ラインだけど、将来的にはもっと早くにする方法になるかもしれない、と考えて下さい。

　メサドンとくも膜下モルヒネのいずれも、不整脈や髄膜炎など何らかのリスクがありますが、既存の方法でうまくいかない時、新しい方法にチャレンジしたい！　時に試みる方法です。実際に使用されるところを見る人はそう多くないと思いますが、知識として知っていると、救われる患者が年に数名（数年に1～2名？）いるかもしれませんので整理しておきます（ 表14 ）。

> 全国どこでもこれらの「最終ライン」が利用できるようになってほしいものです

表14　鎮痛の最終ライン：メサドンとくも膜下モルヒネの特徴

メサドン	高用量のオピオイドを少量のメサドン内服に置き換える	・うまくいけば、少量のメサドンで安定した鎮痛が得られる ・効果に個人差が大きく、人によっては一時的な呼吸抑制が生じる場合がある ・QT延長症候群による不整脈の可能性がある（頻度は低い）
くも膜下モルヒネ	くも膜下腔に直接モルヒネを投与する。モルヒネの投与量は100分の1になる	・うまくいけば少量のモルヒネで安定した鎮痛が得られる ・カテーテルをくも膜下腔に留置するため、理論上は髄膜炎の可能性がある（頻度は低い）

表15 モルヒネからメサドンへの換算率 (mg)

モルヒネ	100	200	300	400	500	600	700	800	900
メサドン	15	30	30	45	45	45	45	45	45

メサドン

　メサドンという薬が2012年に日本にも導入されました．世界では1937年(!!)から使用されており，安価で薬物依存の低い治療薬でもあります．メサドンは面白い薬で，通常の麻薬性鎮痛薬としてμ受容体作動性麻薬であると同時に，オピオイドが効きにくくなる(耐性ができる)作用を生じるNMDA受容体にブロックすることがわかっています．世界各国で，モルヒネなど通常のオピオイドで鎮痛できない患者への第一選択薬とされています．

　メサドンのいいところでもあり難しいところは，普通のオピオイドは例えば，オキシコンチン® 40 mgはモルヒネ60 mg，オキシコンチン® 120 mgはモルヒネ180 mgと「比例して」換算するのですが，メサドンの場合，モルヒネ200〜300 mgはメサドン30 mg，モルヒネ500 mg以上は(とりあえず)メサドン45 mgと，もともとのオピオイドの量が多くてもメサドンは少量で効果があるとされていることです(表15)．そこで，特に，オピオイドの投与量がどんどん増えてしまうような人，モルヒネ80 mg，120 mg，240 mg，気が付いたら480 mgというような増え方をする時にメサドンに変更すると，オピオイドを増量せずに鎮痛できます．

　とはいえ，いいことばかりではありません．半減期が長く，予測できない個人差がありますので，(そう必要な患者数もいないのに！)使い慣れるところまでいかないと難しいという現実があります．また，日本では過度に心配されているともいえるのですが，QT延長によるtorsades de pointes〔トルサード・ド・ポワント 覚えてますか？ VT(心室頻拍)

になるやつです〕での死亡例があり，心電図のチェックが必要です．国内の治験では1％くらいで不整脈が生じています．

国内では免許（といってもe-ラーニングを受けるだけですが）のある医師だけが処方することとなっており，実際上，緩和治療やペインクリニックなどなんらかの専門知識を持った医師のみが処方します．

くも膜下モルヒネ

くも膜下腔にカテーテルを留置してモルヒネを投与する鎮痛法です．中心静脈ポートのようなものをくも膜下腔に埋め込んで，そこからモルヒネを投与します．メサドンと同列の「オピオイドで鎮痛できない患者」への第一選択です．手技的には，永久ブロックよりは比較的容易ですが，「くも膜下腔にポートを埋め込む」ということがまだまだ一般的ではないので，日本では限られた施設で実施（件数が多いところが数施設，大抵の施設では年間数例）という状況です．全身投与の100分の1のモルヒネを投与しますので，モルヒネ100 mgを皮下・静脈投与している患者では1 mgを投与するだけになります．

●くも膜下モルヒネ

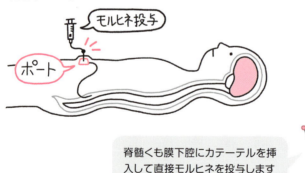

脊髄くも膜下腔にカテーテルを挿入して直接モルヒネを投与します

理論上，髄膜炎のリスクがあるのが難点です．また，脊椎の後方固定術後などでくも膜下腔が破壊されている場合や，頭蓋内圧亢進がある場合はできません．

本当の難治性疼痛

「最終ライン」としてメサドンも くも膜下モルヒネも 使わない場合の対応

　メサドンもくも膜下モルヒネも使わない，というか，使える環境にない施設が日本の大半ではないかと思いますが，その時はどうしたらいいでしょう。鎮痛薬としては，これまで通り，非オピオイド鎮痛薬（アセトアミノフェン，NSAIDs）とオピオイドの注射薬を基本の治療薬として使います。ここに何か鎮痛補助薬を追加するのですが，痛みが強くて内服ができないことが多いでしょうから，注射薬となるとキシロカイン®（リドカイン）かケタラール®（ケタミン）を持続注射で使用します（表16）。キシロカイン®は大きな副作用はあまりないけれど効果も少ない（試してみるにはいい），ケタラール®は（比較試験で効果がないという結果になったものの）効果はキシロカイン®よりありそうですが，幻覚の副作用がほどほどあります。

　この場合も，「新しい鎮痛（補助）薬を使ったから痛みがすっきり取れるはず」という治療目標ではなく，「眠気とのバランスでこれくらいならまあいい（耐えられる，納得できる）かな」というところを目標にします。

常に考えなければならないのは，どこに治療目標を置くかです

表16 難治性疼痛で使用できる鎮痛補助薬の注射薬

種類	使用方法	特徴
キシロカイン®	体重にもよるが500～1,000 mg/日を持続注射	・効果は弱いが副作用が比較的ない ・肝代謝が低いと中毒量になることがあるため，できれば血中濃度をモニタリングした方がよい
ケタラール®	・50～500 mg/日で使用 ・少し余裕がある時は，50 mg/日くらいの少量から1日ごとに増量（up-forward titration：漸増法） ・今痛くて余裕がない時は，200 mg/日くらいの多めから投与して効きすぎたら減量して調節（down-forward titration：漸減法）	・比較試験で効果がないとされたが臨床上は効いている（ように見える）人もいる ・注射薬で使用できる数少ない鎮痛薬だが，幻覚の副作用が多いので，観察して出現したら抗精神病薬を併用にするか中止する ・副作用として気道分泌物亢進と頭蓋内圧亢進がある（しかし，本当に難治性疼痛であれば効果を試してみるのが優先されることが多いかと思う）

　就眠・せん妄の対策も必要になることが多く，「少なくとも夜間は眠れる」を目標にして夜間は就眠できるようにします。例えば，サイレース® 0.5A ＋セレネース® 0.5A＋生理食塩水 100 mL の点滴を適宜調節（入眠したら中止）することで，少なくとも夜間は眠れる時間を調整します。

「夜だけでも眠れる」ことで，日中の痛みはあまり変わらなくても耐えやすくなります

　せん妄が重複していなければ，セレネース®は併用せずにサイレース®だけでも構いませんが，多くの場合でせん妄も併存している（または，ハイリスク）なので抗精神病薬を併用する方がbetterと考える専門家が多いでしょう。まぎらわしいのですが，セレネース®は一般名がハロペリドールで，抗精神病薬です。眠るための薬ではなくて，せん妄の

治療薬というイメージです。サイレース®の一般名はフルニトラゼパムで，ベンゾジアゼピン系抗不安薬です。こちらは眠るための薬になります。

| 根拠となる研究・文献 |

難治性疼痛だけを対象とした試験そのものがあるわけではありませんが，腹腔神経叢ブロック，くも膜下モルヒネ，メサドンについては比較試験を含めて相応のエビデンスがあります。普通，世の中であまり広がっていないものは「エビデンスがないから広がらない」ことが多いのですが，この辺は，「エビデンスはあるけど，やる人（実施者）がいないから広がっていない」状況にあるといえます。なんとかしたいところです。

ケタミンについては効果がないとする比較試験が出ていますが，追試が必要で，まだすべての患者に効果がないとも言いきれないという段階です。

・Arcidiacono PG, Calori G, Carrara S, et al.:Celiac plexus block for pancreatic cancer pain in adults.Cochrane Database Syst Rev, 3:CD007519, 2011.
・Myers J, Chan V, Jarvis V, et al.:Intraspinal techniques for pain management in cancer patients: a systematic review. Support Care Cancer, 18(2):137-149,2010.
・Nicholson AB, Watson GR, Derry S, et al.: Methadone for cancer pain. Cochrane Database Syst Rev, 2:CD003971, 2017.
・Bell RF, Eccleston C, Kalso EA.: Ketamine as an adjuvant to opioids for cancer pain. Cochrane Database Syst Rev, 6:CD003351, 2017.

第2章

•••

せん妄が取りきれない時

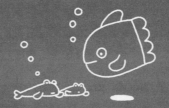

Overview

　せん妄は苦手な読者が多いと思いますが，まず考えることはその「せん妄の原因は治せるのか？」です。せん妄は意識障害で（脳が眠っていて），幻覚を見たり見当識が悪くなったりする状態です。ですから，意識障害の原因になっている身体の原因が治れば自然と回復し，身体の原因が治らない限りはいくらセレネース®（ハロペリドール）を投与していても「治る」わけではありません。「原因が治るのか」を見きわめることが大事です。

治るせん妄と治らないせん妄

　原因が治るか治らないかは，わかりやすい場合とわかりにくい場合とがあります。例えば，以下のような場合は「治らない」せん妄であると想定できます。
- 肝転移による肝不全で黄疸が出ている場合
- 肺野に多数の転移やリンパ管症があり，低酸素血症がどんどん進行する場合
- がん性腹膜炎で腹水を反復し，ドレナージしているうちに腎不全になった場合（輸液をしても腹水になってしまうから，輸液を減らした結果の腎不全）
- 何度も繰り返している高カルシウム血症で，治療薬に耐性ができてカルシウム値が下がらなくなってきた場合
- 中止できない薬剤（オピオイドなど）が原因の場合
- 終末期に，意識が朦朧として生じた誤嚥性肺炎が原因の場合

　いずれも，せん妄といえばせん妄なのですが，死亡に至る経過の最終像としての意識障害ともいえます。英語では，a part of the normal dying process（死に至る通常の過程）とよく呼ばれます。

一方，以下のような場合は原因が治せるせん妄と考えられます。
- 睡眠薬など，新しく加えた薬剤が原因のせん妄（原因の薬剤を中止したり他の薬剤に変更できる場合）
- 尿路感染など，肺炎以外の治りやすい感染症の場合
- 初回の高カルシウム血症の場合

　実際上，治るのか治らないのかわからない場合も多いのですが，その場合は治る（かも）と仮定して一旦計画を立て，経過をみて目標を見直すことになります。

治療目標をどこに置くか

　治る（はずの）せん妄の場合は，術後せん妄と同じように見当識の支援をしたり，少量の抗精神病薬を使用することで，原因さえよくなればせん妄もだんだんよくなってきます。治療目標は，「せん妄からの回復」ということになります。

　治らない（と予測される）せん妄は，終末期せん妄（terminal delirium）と呼ばれます。意識が完全に戻ることは難しいので，不穏や不眠がなく，かつ，ある程度コミュニケーションがとれることを治療の目的とすることが第一歩です。治療してみて，もし「コミュニケーションがとれる」が達成できない場合は，(コミュニケーションがとれなくても)「不穏にならず，就眠できる」ことを目的にする場合もあります（ 図1 ）。

「とにかくせん妄を治さなければ！」と走り続けるのではなく，一度立ち止まって「何を目標にするか」を考えてみましょう

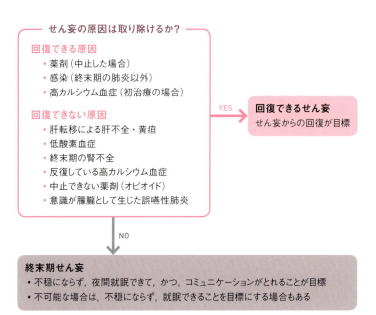

図1 せん妄の治療目標の設定

難治性ではないはずのせん妄——理由を見分けて対処する

尿閉・宿便で落ち着かない

 判断するカギ こんな言葉，こんな症状がカギになります

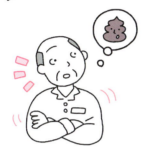

- 下腹部（恥骨の上）が膨らんでいる，尿が出ていない
- そういえば便が出ていない，場合によっては少量の下痢が続いている

判断の確定

- 超音波で残尿があることを確認する
- X線，直腸診で直腸内に便があることを確認する

　尿閉・宿便は「せん妄の原因」ではありませんが，終末期に患者が落ち着かなくなる（restlessness，日本語だと「身の置き場がない」と言っています）原因として見逃すなとよく言われます。

尿閉はエコーで確認できる
　尿閉は，少し前なら，尿が出ていないことでそうかもと気が付いて，下腹部を見ると妙に恥骨の上が膨らんでいる，実際導尿してみると「ほら出た」，ということで確認していました。

最近なら，残尿測定用の超音波装置がありますから，エコー端子をピタッと当てることで簡単に確認できます。

「当てればわかる」のはそうですが，「当ててみよう」と思わなければわからないので，終末期の不穏を見たら「尿閉かも？」と思うところが大事です

宿便は，指で確認かX線撮影を

　宿便についても同じで，宿便が直腸内に固まっていても，意識が混濁しているといきむにいきめないので，24時間排便直前（！）のような状態で，「身の置き場がない」感じになります。宿便はエコーでは確認できないので，直接肛門内に指を入れて確認するのが主流でしょう。時期によっては，X線撮影を（何か他の目的もかねて）すれば，直腸内に便塊が写るので診断になります。

- 導尿，摘便する

　対応といっても難しいことはありません。「溜まっているものを出す」。つまり，導尿，摘便します。そう頻度の高いことではありませんが，セレネース®をどれだけ打ってもおさまらなかった不穏が導尿1回で静かにスッとおさまる様子を1回でも見ると，なかなか衝撃です。

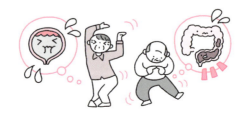

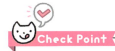

Check Point

- **不穏で落ち着かない人,尿・便は出ていますか?**

膀胱緊満,直腸内宿便の「身の置き場のない」感じは,セレネース®じゃあ落ち着きそうにないですよねぇ…

| 根拠となる研究・文献 |

この症状はどの教科書にも書いてあるのですが,「根拠」となるような実証研究は筆者の知る限りではありません。

難治性ではないはずのせん妄——理由を見分けて対処する

かゆみ・発熱・口渇で落ち着かない

  判断するカギ　こんな言葉，こんな症状がカギになります

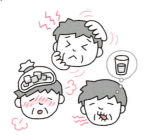

- 全身を掻いている
- 引っ掻き傷がある
- 黄疸が明らかだ
- 熱が高い，夜間に発汗による着替えが多い
- 唇がカピカピに乾いている
- 口腔内に白苔・カンジダ・汚れがある

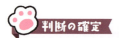 **判断の確定**

- 症状に対応して落ち着けば，そのせいだったと考える（治療的診断）

　不穏になる原因，というか，要因としてあるのが尿閉・宿便以外の身体症状です。痛みや呼吸困難もありますが，それはわりと気が付きやすいので，ここではちょっと気が付きにくい症状を挙げておきました。かゆみ・発熱・口渇です。

かゆみ
　かゆみは，24時間持続すると思うとちょっと気が遠くなる苦痛です。特に，黄疸もあって肝性脳症で意識混濁のある患者だと，「かゆい」とはっきり言えないことがあります。身体中をモゾモゾ掻いている，服を

脱いでしまう，引っ掻き傷がある，あたりが「かゆみ」を思いつくきっかけになるでしょう。

黄疸や肝不全になると，「肝不全によるかゆみ」として薬剤が販売されるほど頻度の高い症状なので，原因に気が付きたいところです。

発熱

発熱は，特に高齢者の不穏の原因によくなります。「不穏になる」「せん妄になる」というよりも，「高熱でうなされる」という方が，耳障りがいいです。発熱があると同時に発汗し，夜間に汗で濡れた服で身体が冷えて着替えるために断眠，というのもせん妄を悪化させます。

口渇

口渇（口腔内の問題）も比較的見逃されることが多く，「のどが渇いた…」ためにベッドから起き上がるようなことはよくあります。口渇そのものは終末期ではやむをえないことも多いのですが，口腔カンジダ症や白苔のように口腔内が明らかに汚れていると，口の渇きがより強くなります。

- 保湿剤，メントール入りのローション，レミッチ®，リリカ®，パキシル® など，かゆみに対する薬物療法
- 解熱剤（特に眠前）の定期投与，タオルを1枚シャツの下にはさむ
- 口腔ケア，抗真菌薬の使用（カンジダの場合）

それぞれの原因に応じた対応をします。

かゆみ止めの薬を使う

かゆみの場合は皮膚のケアが基本で，保湿とメントール入りのローション（透析部門のある施設なら透析用のものがあると思います）が主です。かゆみは疼痛に似た機序で起こりますので，リリカ®やパキシ

ル®が有効な場合があります。かゆみ止めの薬というのも販売されていて、レミッチ®は「肝不全での瘙痒症」で保険適用があります。

かゆみ止めの薬が、かゆみによるせん妄に効果があるか? を研究することはまずないと思いますが…

夜間の発熱をおさえる

発熱の場合、おおもとの感染症の治療をするのはもちろんなのですが、せん妄への対応という点では解熱そのものが重要です。特に夜間の発熱をおさえるようにします。

例えば、アセリオ®600 mg × 4 定期投与とするとか、あるいは、ロキソニン®3T 分3を日中だけ飲んでいる人は夜間に切れて熱が上がってしまうので、ナイキサン®4T（半減期が長いので1回内服すると半日ほど持ちます）にしたり、ロピオン®0.5A 生食100 mL 眠前点滴を加えるなどします。発熱と発汗はワンセットでとらえ、汗をかいた時に取りやすいように、タオルを背中に入れておくなどの工夫をします。

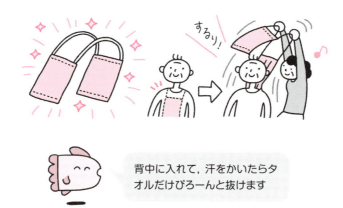

背中に入れて、汗をかいたらタオルだけぴろーんと抜けます

口渇には「氷をなめる」

口渇は，口腔内にカンジダがあればその治療をします。口渇そのものへの対応としては，「氷をなめる」のが一番有効です。「水を飲む」は嘔吐がある人は難しくなりますし，飲むだけだと「口の渇きが癒える」のも一瞬ですが，氷だと長持ちします。

Check Point

- **不穏で落ち着かない人，かゆみ・発熱・口渇はありませんか？**

| 根拠となる研究・文献 |

これも根拠を求めるようなものでもないのかもしれませんが，筆者が知る限りではありません。

難治性ではないはずのせん妄——理由を見分けて対処する

夜間の点滴差し替えで目が覚める

　判断するカギ　こんな言葉，こんな症状がカギになります

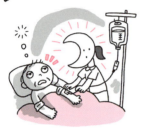

- 「夜中に点滴するもんだから眠れなかった」
- 夜間にルートがとれなくて苦労したという記録がある

判断の確定

- 「確定」というほどでもないが，夜間の点滴の差し替えが頻回なことを確認する

　せん妄は，本当にちょっとしたこと（患者にとっては大きなことですが）がきっかけになるなあと思います。持続点滴のルートの差し替えもせん妄の悪化要因になります。

　医学的に（賢そうに）言えば，「静脈経路を夜間に確保することで就眠がさまたげられ，断眠がせん妄の誘発要因になった」となります。平たく言えば，夜中に起こされて針刺されたら（しかも，その前に睡眠薬を飲んでいることも多い），誰でも中途半端に覚醒しておかしな感じにはなるよなあ，ということです。

対応

- 補液は日中だけにする（夜間はロック）
- オピオイド投与のために 24 時間静脈経路を確保しているのなら，持続皮下注射に変更する

　夜間の持続点滴をやめるのが一番（唯一）の対応です。特に，500 mL を 1 本だけとか，500 mL を 2 本であれば，持続点滴にしなくても日中だけで対応できるので，日中の点滴だけにします。

持続皮下注射にすれば少なくとも刺し直しは減る

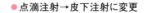
　オピオイドの持続注射のために点滴を流しているのを時々見ますが，オピオイド投与だけなら持続皮下注射でできます。皮下ルートも発赤すれば変更はしなければいけませんが，静脈ルートのように「つまる」ということはないので，毎日夕方に確認しておけば，一晩で発赤して夜中に刺し直しが必要になることはありません。もし夜間に刺し直すことが必要でも，皮下は「失敗」ということがないので，静脈が取りにくい時のように何度も刺し直すはめにはならなくてすみます。

- 24 時間点滴→日中だけに変更
- 点滴注射→皮下注射に変更

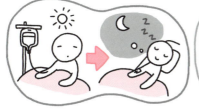
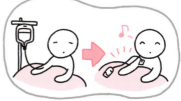

皮下注射にすると両手が自由になります！

オピオイドの種類を変える

オピオイドの投与量が多い場合，静脈しか投与経路がない場合がたまにあります。皮下で吸収可能なのは 1 mL/時，多くても 2 mL/時までですから，24 mL/日，無理しても 50 mL/日までです。そうすると，オキシコドンなら 50A（500 mg），フェンタニルだと 25A（2.5 mg）以上の投与は難しくなります。

しかし，モルヒネならアンペック®注（高濃度モルヒネ注射薬）を使用すれば 40 mg/mL なので，1 mL/時の皮下投与でいけば 960 mg/日が投与可能です（そこまで多くなる人はめったにいません）。

最近，ヒドロモルフォンでも高濃度の注射薬が発売されました。もし 1 本で足りない場合でも，皮下ルート 2 本にすれば（あまり喜ばれませんが），さらにその倍まで投与できます。

Check Point

- 夜間の静脈ルートの差し替えが，不穏や落ち着かない原因になっていませんか？

夜中に起こされて針を刺されるなんて！普通の生活ではありえませんよね…

| 根拠となる研究・文献 |

こういう"ちょっとした工夫"は，本来エビデンスでどうこういうものでもないでしょうから，はっきりとしたエビデンスがあるわけではありません。一般的なせん妄予防法の中に，「ルート類を整理する」という項目が含まれている感じになります。

難治性ではないはずのせん妄——理由を見分けて対処する

多尿・頻尿で目が覚める

判断するカギ こんな言葉，こんな症状がカギになります

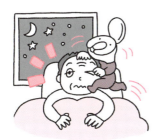

- 「夜眠れてますか？」
  ——「う〜ん…眠れてるっていうか，トイレで起きちゃうから…」
- 客観的に夜間の尿量が多い（頻尿ではなくて多尿），または，尿量は多くないが何度もトイレに行く（多尿ではなくて頻尿）

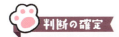**判断の確定**

- **実際に，夜間に尿量，排尿回数が多いことを確認する**

　せん妄を悪化させる要因として，夜（よけいなことで）眠れない，というのがあります。夜間の（医原的な）多尿もその1つで，もともと頻尿だった場合はそういう生活リズムなのでそれほど問題にならないのですが，頻尿でもなかった人が多尿になると，リズムが乱れてしまってせん妄のきっかけになります。これまた，就眠前に睡眠薬か何かを飲んでいることが多いのに，頭は眠ろう（寝かされよう）としているところに，無理に排尿で起こされる感じになります。

頻尿か多尿かを区別する

患者に睡眠のことを聞いた時に,「眠れるもなにも,トイレで起きちゃう」「トイレで目が覚める」という返事が返ってくることが気付くきっかけになります。

泌尿器科的には,頻尿(尿量は増えていないけれど,排尿回数が多い)と,多尿(尿量自体が多い)を区別することが大事です。

頻尿になりやすい理由

頻尿は,前立腺肥大で生じるのが有名ですが,進行がんの場合,腫瘍が膀胱や直腸周辺にあって刺激する場合,腹水や骨盤の腫瘍で膀胱容量自体が小さくなっていて「少ししか溜められない」状態になっている場合(妊娠中と同じです)が比較的頻度が多い病態です。

● 通常の膀胱の大きさ　　● 腹水や腫瘍があって膨らめない時の膀胱の大きさ

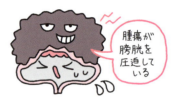

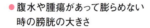

 対応

- 多尿か頻尿かを区別する
- 多尿の場合は,夜間の点滴を中止,高血糖なら原因を修正(ステロイドが原因なら減量)
- 頻尿の場合は,頻尿改善薬を使うか,就寝前に導尿する

多尿と頻尿とでは対応が違うので区別します。

点滴が原因なら，夜間の点滴を中止する

多尿になる原因として緩和ケア領域で最も多いのは，夜間の点滴です。「夜間の点滴差し替えで目が覚める」(→ p.146)に記載した通りですが，日中に点滴をする，持続静脈投与を持続皮下注射にするなどの対応をします。人によっては，持続点滴でなくても夕方から夜に点滴が入ることで夜間の排尿につながりますので，点滴を投与する時間をなるべく日中にする（夕方より前にする）のも選択肢になります。

ステロイドで高血糖・多尿になることも

めったにありませんが，高血糖で多尿の場合，ステロイドで高血糖になっていることがあります。

せん妄を起こしているような状況では，ステロイドを高用量で投与している意味はすでにないと思いますので，ステロイドの減量を行います。

ステロイドを2週間以上投与していると，もともと副腎が作っているステロイドが自前で作られなくなります。そのためステロイドが外から入らなくなると身体に必要なステロイドがなくなり，副腎不全になります。生体が必要なステロイドの量は30 mg/日（リンデロン®で4 mg）くらいなので，維持量は継続するほうが安全です。

頻尿なら，薬物療法か導尿

頻尿の場合は，頻尿改善薬がいろいろ出ていますから，内服可能なら使用します。大昔ならポラキス®，昔ならバップフォー®，最近ならベシケア®あたりでしょう。効果に大きな差はないので，施設でよく使用されているもので構いません。

薬物以外でできることというと，就寝前に膀胱容量を超音波で確認して，溜まっているようなら排尿を促すか，自前で排尿できない患者には導尿を考えます。これをこまめにすることで（毎日じゃなくてもいいので），「尿閉で落ち着かない」(→ p.139)のも防げます。

> **Check Point**
> - せん妄の患者さん，夜に排尿が多くないですか？

| 根拠となる研究・文献 |

ないと思います。

難治性ではないはずのせん妄――理由を見分けて対処する

もともとの習慣や，「したいこと」がある

 判断するカギ こんな言葉，こんな症状がカギになります

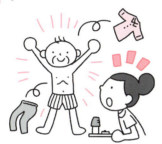

- いつも同じ時間帯に同じ行動をとる
- 「つじつまの合わないようなこと」でも，内容がだいたい一貫している
- 家族や同僚などに「今，落ち着かない原因」に心当たりがある

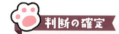 **判断の確定**

- 難しいのですが，「ああ，これがしたかったのか」と納得できることが見つかれば OK とする

これはなかなか難しいのですが，一見「せん妄のつじつまの合わない行動」の中にも，ちゃんと見ていれば，患者によっては意味のある行動が（も）ありますよ，ということです。

「もともとの習慣」がある

例えば，毎朝 4 時に落ち着かなくなる人，服を脱ぎだす人。よくよく家族に聞いてみると，「毎朝散歩に行っていた」「朝風呂に入っていた」ということがあります。50 年，60 年と習慣でやってきたことは変

わらないですからねぇ…。

　入院してしまうと病院の時間帯がルールになりますが，自分のことを考えても病院の朝食の時間には起きられないでしょうし，消灯の時間には眠れないでしょうから，いったい何が「普通」のことなのか…悩むところです。

　特に終末期のせん妄の場合，不可逆的な原因で意識が混濁していますから，「ここは病院だ」ということがあいまいになって，「普段していた行動をとる」ことがあります。

「普段していた行動をとる」ことがむしろ正常だともいえるかもしれません

「本当にしたいこと」がある

　もう1つ，出会えば印象的なことに，「本当にしたいことをしようとしている」不穏，というのがあります。

　昼間にお子さんたちが来て，「子どもに宛てた手紙を書いた」（「遺書」のつもりで）。日中に書いて渡したのですが，夕方になって少し混濁してきて，「あれ，渡したっけ…すごく大事なんだけど」と部屋の中を探しているところを，何も事情を知らない人が見たら，「不穏!?」となってしまいます。

　切ない感じですが，意識が混濁している中でも，何かしたいことというのは人間誰でも（終末期になればなるほど）持っているもので，不穏のかげにこのような何か「したいこと」が隠れているのではないかな，と想像してみるのも必要な（重要な，たまには役立つ）時があります。

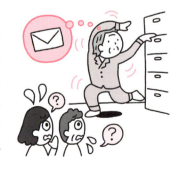

対応
- 普段していたことに近いことをできるようにする
- 心残りになっていることをできるようにする

普段していたことに近いことをできるようにする

入院生活だと実際には難しいのですが，「普段していたことに近いことをできるようにする」方法がないか，一度は考えてもいいと思います。

筆者の経験では，朝風呂を浴びていたという患者に，明け方に清拭をするようにしてから（さすがに入浴はできなかったので），不穏がほどほど軽減したことがありました。

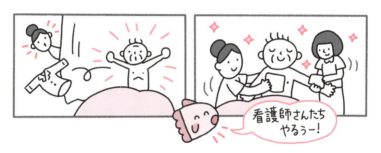

心残りになっていることをできるようにする

「心残りになっていることをできるようにする」で，思い出す患者もいます。その人は，書いたメモを相手に渡したかどうかが夜になってわからなくなり焦っていましたが，「これこれはあずかってますよ」「これですよ，大丈夫ですよ」と声をかけることで落ち着かれました。

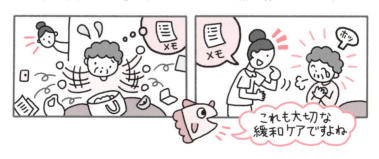

思えば,「大事なものがどこかにいってしまった。明日生きているかわからないから,今日渡しておかないと」と思っている人に「セレネース®で眠りましょう」は"症状コントロール"かもしれないけど,"緩和ケア"じゃあないよなあと思います。

Check Point

- その不穏,普段の習慣や日中にしていたことが気になっているからでは?

| 根拠となる研究・文献 |

家族の調査で,「せん妄の行動の一部はしたいことをしていたのでは? と家族が考えた」というものはあります。しかし,「その通り対応したらせん妄がよくなった」という介入研究はありません。

- Finucane AM, Lugton J, Kennedy C, et al.: The experiences of caregivers of patients with delirium, and their role in its management in palliative care settings: an integrative literature review. Psychooncology,26(3):291-300,2017.

難治性ではないはずのせん妄――理由を見分けて対処する

聞こえない・見えない

 判断するカギ こんな言葉，こんな症状がカギになります

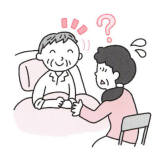

- 高齢である
- うなずいているけれど，いまひとつ通じてなさそう，ニコニコしている
- 「えっ?」と耳に手をやる
- 返事の声が大きい
- メガネをかけていない（メガネが置きっぱなし）
- カレンダーも時計も，ベッドから見えない

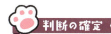 **判断の確定**

- 聴力が落ちている，視力が落ちていることを実際に確認する
- 患者が普段いるところに実際に寝たり座ったりしてみて，周りの声が聞こえない，カレンダーや時計が見えないことを確認する

　最近は認知症のケアチームが普及してきたので，かなり対応されるようになってきましたが，せん妄を悪化させている原因が患者の「聞こえない・見えない」状態であることはわりとあります。

　「聞こえない」に気付く要素はたくさんあるのですが，特に「ニコニコうなずいているのに，いまひとつ通じてなさそう」とか「返事の声が思いのほか（場違いに）大きい」などで，「あれ？」と思います。

そんなとこ，見えない！

せん妄の予防として，時計やカレンダーをベッドサイドに置くことが勧められているのですが，さて，いざ患者の居場所から見てみると…「そんなとこに置いてても見えないよ！」ということがあります。

実際にベッドに寝転んでみると，カレンダーを見るためには首をぐるっと回さないといけないとか，超人的な視力がないとそんな遠くのカレンダーの日付はわからない，とかですね…。せっかくのせん妄ケアなので，患者に届く（見てもらえる）ものであることを定期的に確認しましょう。

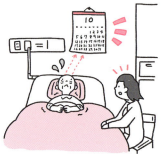

- 聴力の補助（大きめの声で，聞こえる方の耳に，低音で，ゆっくりと）
- 視力の補助（メガネ，大きな字で）
- カレンダーや時計は苦労しなくても目に入りやすいところに置く

聴力，視力に配慮したコミュニケーションを心がけます。カレンダーや時計も，患者が首をひねったりしなくても見えるところに置くようにします。

緩和ケアだからといって特別なことはあまりありませんが，カレンダーが患者の家から持ってきてもらったもので，その横に家族の写真とかがさりげなく貼ってあると，少し心遣いがあるかなと思います。

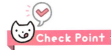

Check Point

- 見えていますか？ 聞こえていますか？ を確認しましたか？

| 根拠となる研究・文献 |

　ダイレクトに根拠となるものではないのですが，「このような総合的な工夫をすると高齢者のせん妄を予防できる」という有名な実証研究があります。

　ただし，「その通りにやっても緩和ケアでは目に見える効果はなかった（全身状態の悪化の方が強いので）」とされています。

理論と現実，そして臨床試験での再現…なかなか難しいところです

- Gagnon P, Allard P, Gagnon B, et al.: Delirium prevention in terminal cancer: assessment of a multicomponent intervention. Psychooncology,21(2): 187-194,2012.
- Hshieh TT, Yue J, Oh E, et al.: Effectiveness of multicomponent nonpharmacological delirium interventions: a meta-analysis.JAMA Intern Med,175(4):512-520,2015.

難治性ではないはずのせん妄——理由を見分けて対処する

治せる（こともある）せん妄の原因がある
（高カルシウム血症，がん性髄膜炎，トルソー症候群，高アンモニア血症，ビタミン B_1 欠乏）

  判断するカギ　こんな言葉，こんな症状がカギになります

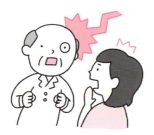

- 急に麻痺や意識障害が起きた
- カルシウム値が高い
- アンモニア値が高い

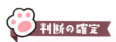 **判断の確定**

- 血液検査か画像検査で確定される

　進行がんの患者でも，せん妄の原因さえわかれば「治療できる原因」があります。劇的に症状が改善するけれど，見落とされがちなものを集めてみました。

高カルシウム血症

　高カルシウム血症は，骨転移にビスホスホネート製剤やランマーク®の投与がそれほど一般的でなかった時代は見落とされることがよくありました。しかし最近は，定期的にカルシウムをチェックしているこ

■ 治せる（こともある）せん妄の原因がある（高カルシウム血症，がん性髄膜炎，トルソー症候群，高アンモニア血症，ビタミンB₁欠乏）

表1 カルシウム値と補正カルシウム値

アルブミン (g/dL)	4	3	2	1.5
カルシウム (mg/dL)	11	11	11	11
補正カルシウム* (mg/dL)	11	12	13	13.5

同じ！

*補正 Ca 値 (mg/dL) ＝実測 Ca 値 (mg/dL) ＋〔4－Alb 濃度 (g/dL)〕

とが多いので明らかな見落としは減っています。

　高カルシウム血症の症状は，眠気，せん妄，吐き気，便秘と，オピオイドの副作用と全く同じなので，血液検査をしないとわかりません。

　特に，終末期では知っておきたいことがあります。症状に影響するのはカルシウム値そのものではなくて，補正カルシウム値で，これは血中で自由になっているカルシウムの値を示します。 表1 を見てほしいのですが，カルシウム値がだいたい正常上限の 11 mg/dL だったとしても，がん悪液質が進んでアルブミン値が下がってくると，補正カルシウム値は上昇します。通常 12～13 mg/dL になるとなんらかの症状（眠気・せん妄）が出ますから，進行がん患者では，一見カルシウム値が正常でも，補正すると高値になっていることが多いとイメージしておいて下さい。

がん性髄膜炎

　CT でわからないがん性髄膜炎が最近増えています。意識がおかしい，でも終末期だし麻薬飲んでるからしょうがないよね…で片付けられることが多いのですが，少なくとも造影 MRI を反復して（月1回）撮っていくと，硬膜に造影所見がはっきりしてくることがあります。

　がん性髄膜炎にはこれまで治療法がありませんでしたが，タルセバ®（エルロチニブ）の効果があることもあり，原疾患によっては積極的に診断する価値が大いにあります。

　ケアの視点からは，患者や家族が「なんでこんなになっちゃってるんだろう」「麻薬のせいでこんなに（意識が悪く）なっちゃったんだって…」

と思っている時に,「がん性髄膜炎という診断がつくこと自体」がケアになることがあります。

筆者も,モルヒネ投与後に意識混濁が急に進んだ患者で,調べてみたら細菌性髄膜炎(細菌性ですよ!)だったという経験があります。家族は,「あのまま亡くなっていたら,モルヒネのせいで死んだと思うとなんかわりきれない気持ちだったけど,そうじゃないとわかってよかった」と言われました。「原因がわかる」ということ自体に意味があることもあるなあと思います。

もちろん,「原因がわかってよかった」と思うかどうかは人によると思うので,全員に当てはまるわけではありません

トルソー症候群

トルソー症候群も最近増えている合併症です。がんになると凝固亢進状態になり,あちこちに血の塊ができるようになります。有名なのは下肢静脈血栓症で,血栓が肺に飛ぶと肺塞栓になります。

トルソー症候群は,体内で生じた小さな血栓が一度に頭に飛ぶことで,脳梗塞を一度にあちこちに起こすようなイメージをして下さい。トルソー症候群では,もともと意識障害もなかった患者が急に麻痺や意識障害・せん妄を起こします。

診断は超急性期にはMRI,少したつとCTで脳梗塞の所見がわかるので容易です。治療としては,抗凝固療法をすることで,さらに血栓が飛ぶことを防げて(少なくとも一時的に)持ち直せます。

シャント血症による高アンモニア血症

シャント血症による高アンモニア血症は,頻度は高くありませんが,知っていないとなかなか気が付かないせん妄の原因です。

肝不全で肝性脳症になると、アンモニアを検査しようと思うのは普通です（とはいっても、アンモニア値はせん妄の重症度と必ずしも並行しないのですが）。

一方、肝転移がない時もアンモニア値が上がることが時々あります。膵臓がんなどで門脈周囲に腫瘍がある時、門脈と静脈の間に血流ができると、肝臓で代謝される前の血液が体循環に入ってしまいます。これをシャント血症による高アンモニア血症といいます。モニラック®、アミノレバン®などを投与することがあります。

ビタミンB₁欠乏

ビタミンB₁欠乏によるせん妄は、ウェルニッケ脳症といって、飢餓やアルコール多飲の人で生じるのが有名なのですが、がんでもしばしば生じることが報告されています。

終末期で、ビタミンの補給がされていない患者（といえば、IVHをしている人以外全員が該当してしまいますが）を念頭に置きます。ビタミンBの値を測定することはできるのですが、そこまでしなくてもいいので、他に原因の見当たらないせん妄が生じたら、念のためビタミンB群の注射を1回打っておくことで治療的な診断とします。

対応

- せん妄の原因の治療をする
- 患者・家族にせん妄の原因についての説明をする

診断がつけばその治療をするので、ここはあまり考えるところはありません。表2 の内容を行います。

表2 せん妄の原因に応じた治療

高カルシウム血症	ビスホスホネート製剤の投与
CTでわからないがん性髄膜炎	(全身状態がよく適応があれば) タルセバ® などの投与
トルソー症候群	抗凝固療法
シャント血症による高アンモニア血症	モニラック®,アミノレバン® の投与
ビタミン B₁ 欠乏	ビタミン剤の投与

家族が安心,納得できる説明を

ちょっと気を付けることと言えば,家族への説明でしょうか。終末期にせん妄になって原因がわからないと,「麻薬のせいでなっているんじゃないか」「痛いからなっているんじゃないか」と家族は考えがちです。「いえ,そういうご心配はごもっともなんですけど,実は○○が原因で…」という説明が安心というか,納得につながる場合が多々あります。

Check Point

- そのせん妄の原因,わかってますか? ひょっとして,高カルシウム血症,がん性髄膜炎,トルソー症候群,高アンモニア血症,ビタミン B₁ 欠乏では?

根拠となる研究・文献

治るせん妄の病態として高カルシムを挙げたものや,ビタミン B でせん妄が改善したとの症例報告などがあるくらいです。

- Morita T, Tei Y, Tsunoda J, et al.: Underlying pathologies and their associations with clinical features in terminal delirium of cancer patients. J Pain Symptom Manage, 22(6):997-1006,2001.
- Yae S, Okuno S, Onishi H, et al.:Development of Wernicke encephalopathy in a terminally ill cancer patient consuming an adequate diet: a case report and review of the literature. Palliat Support Care,3(4):333-335,2005.

難治性ではないはずのせん妄――理由を見分けて対処する

ステロイドが夕方に投与されている

判断するカギ こんな言葉，こんな症状がカギになります

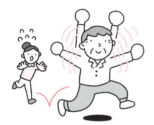

- ステロイドが夕方に投与されている
- 夕方にステロイドが投与されるようになってから，せん妄の症状が強く出ている

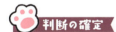
判断の確定

- ステロイドが夕方に投与されていること，できれば，その後からせん妄が強くなっている時間関係を確認する

　ステロイドがせん妄（不穏）の原因になることはよく知られていますが，オピオイドに比べると見過ごされていることが多くあります。

　麻薬＝せん妄とはつながりやすいようですが，せん妄とステロイドはすぐに結びつかないイメージだからでしょうか。

　ステロイドはもともとすべての人間の体内で生体リズムをつくっており，朝に分泌量が最も多く，夕方から夜になると少なくなります。ですから，症状緩和で使う時も，朝1回投与が基本です。

● 生理的なステロイド分泌量の日内変動（イメージ）

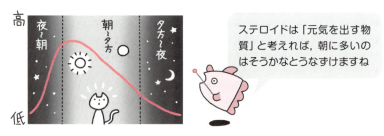

ただ，どうしても朝1回だと足りない場合，例えば，頭蓋内圧亢進の頭痛や嘔吐，脊髄が腫瘍で圧迫されて麻痺が生じそうな時，腫瘍熱で朝1回投与だと夜に熱が出てしまう時などは，朝1回夕1回の2回投与にせざるをえない時があります。その時，夕方のステロイドの投与量が多いとせん妄になりやすくなります。

● ステロイド（リンデロン®）の投与方法とせん妄のリスク

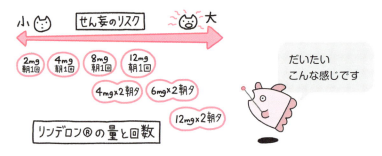

対応

- 夕方のステロイドは"必要なければ"やめて，朝1回にする
- 朝1回が無理なら朝・昼とする
- 夕方に必要な場合は，量を少なめにする（朝4 mg，夕2 mgなど）

基本は，夕方のステロイドはやめて朝1回にします。とはいえ，なんらかの理由があって夕方にも使っている場合は，朝・昼とするか，夕

方の量を少なめにする（朝4mg，夕2mgなど）という工夫があります。

　ちょっとしたことですが，初回のステロイド投与の指示出しが遅くて夕方になった場合。例えば，日中から倦怠感や呼吸困難があったけれど，日中は外来や手術で指示が出せなかった時に，「じゃあ今日からリンデロン®いっといて。8mgで（6mgで）」といった状況になることは，忙しい病院ではあると思います（常に，かもしれません）。その時，夕方からいきなり8mgだと「不眠→せん妄」になってしまうことがあるので，（患者の苦痛の切迫さによりますが），倦怠感なら明日の朝からにする，呼吸困難でも夕方から投与するなら半分くらいにしておく，というのもちょっとした「いい工夫」です。

Check Point

- せん妄の患者に，ステロイドが夕方投与されていませんか？

| 根拠となる研究・文献 |

日々の工夫という感じなので，実証研究といえるものはありません。

緩和ケアは
日々工夫の連続ですね

難治性ではないはずのせん妄——理由を見分けて対処する

せん妄になりやすい薬を飲んでいる

判断するカギ こんな言葉，こんな症状がカギになります

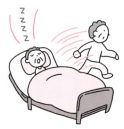

- 睡眠薬（特に半減期の短いもの）を内服してからせん妄になった
- 「せん妄になる可能性がある薬」を飲んでいるが，何のために飲んでいるのかはっきりしない

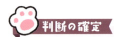
判断の確定

- せん妄を悪化させている薬剤を中止して，せん妄が改善すればそれが原因だったと考える（治療的診断）

　せん妄を生じやすい薬というのは，大きくいって，①睡眠薬の半減期の短いもの，②抗コリン性の高い薬物に分けられます（表3）。

半減期の短い睡眠薬は要注意
　睡眠薬・抗不安薬であるベンゾジアゼピン系薬剤は，すべてがせん妄の原因になりますが，特に半減期の短いもののリスクが高いようです。
　要するに，キュッと眠れる（入眠にはいい）んだけれど，入眠した後すぐに目覚めてしまうので，その目覚めている時間帯で"変な感じになる"イメージです。自分でもマイスリー®（ゾルピデム）を飲んだことの

表3 進行がん患者のせん妄の原因になる主な薬剤

睡眠薬の半減期の短いもの
- マイスリー®（ゾルピデム）：非常によくなる。一方，眠るという意味ではキレがいい
- アモバン®（ゾピクロン）：半減期が短いわりには，あまりせん妄にはならない
- ハルシオン®（トリアゾラム）：以前はよくなっていたが，最近は処方頻度が少ない

抗コリン性の高い薬物
- 三環系抗うつ薬（トリプタノール®），キシロカイン®：鎮痛補助薬として出されているが，効果がはっきりしないことがある
- ハイスコ®：強力にせん妄を起こしうる
- H₂ブロッカー：終末期では，これだけでせん妄になることは少ない（他の要因のほうが強い）

ある人はわかると思うのですが，飲んだ後に起こされると，知らないうちに"変なことしてる"のは元気な人でもよくあります。

抗コリン薬はせん妄のリスクが大きい

せん妄はコリン受容体がブロックされると生じるので，抗コリン性の高い薬物はすべてせん妄を悪化させます〔コリン作動薬は逆に認知症の薬です。アリセプト®（ドネペジル）とかですね〕。

進行がん患者で使用されている抗コリン薬として頻度が高いものといえば，まずは鎮痛補助薬として出される三環系抗うつ薬（トリプタノール®）で，かなり強い抗コリン性があります。

次に，ハイスコ®（スコポラミン）。ハイスコ®は喀痰の減少を目的に使われるのですが，もともとは，「死前喘鳴」（亡くなる数日前に唾液が呑み込めなくてゴロゴロいうこと）を減らす薬で，意識のある人に使う薬ではありません。意識のある人に使うと，中枢に移行して鎮静的に作用する（＝眠くなる）ことがほとんどなのですが，人によっては眠気が変に働いてせん妄になってしまいます。オピオイドにも抗コリン性はありますが，オピオイドをやめるという選択は通常ないので，表3からは除外しています。

> せん妄チームが活動している病院では，不眠時のルーチン指示で半減期の短い睡眠薬をやめるように指導しています

- **疑わしい薬はやめる（他の薬に置き換える）**

　疑わしい薬はやめるのが原則です。同じ効果の他の薬がない場合にはやめるわけにはいきませんが，だいたい同じ効果の薬がある時は他の薬に置き換えます。

睡眠薬をやめる，置き換える

　睡眠薬は，せん妄を起こしにくい（せん妄に対しても治療的に働く）就眠作用のある抗精神病薬に置き換えます。最近だと，セロクエル®（クエチアピン）がほどほどの眠気も来るし，半減期も短いのでよく使われると思います。

　他には，やや半減期が長いのでだらんとした効き方になりますがリスパダール®（リスペリドン）に変更したり，就眠効果が弱いのですがデジレル®（トラゾドン）を使う人もいるでしょう（デジレル®は日本では抗うつ薬ですが，国際的にはどちらかといえば睡眠薬です）。（少し年配の）精神科医に依頼すると，これらの薬剤を少しずつ組み合わせる臨床スタイルの人も多いように思います。

鎮痛補助薬をやめる，置き換える

　鎮痛補助薬は効果がはっきりしない場合は一旦中止，ハイスコ®は気道分泌の抑制そのものの効果も疑問視されることが多いので中止します。

　H_2ブロッカーは，これだけでせん妄になると言いきれることはあまりないと思いますが，一応常にリスクがあるから抜いた方がいい，ということになっています。そのままでもいいですが，他にせん妄の原因が思い当たる節がない場合はPPI（プロトンポンプ阻害薬）に変更します。

Check Point

- 短時間作用型睡眠薬,三環系抗うつ薬,ハイスコ®を使い始めてからせん妄になっていませんか?

| 根拠となる研究・文献 |

　薬を変えることを介入とした臨床試験はありませんが,症例報告や副作用としての報告はもちろんあります。介入試験では,総合的なせん妄予防プログラムの一部に含まれています。

難治性ではないはずのせん妄――理由を見分けて対処する

モルヒネ投与中に
腎機能が悪化した

 判断するカギ こんな言葉，こんな症状がカギになります

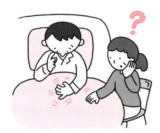

- モルヒネ投与中にせん妄になった（モルヒネの投与量はそんなに変わっていないのに）
- 身体がピクピクしたり，ピクンとする（ミオクローヌス）
- 血液検査を見ると，クレアチニンが急に上がっている

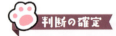 **判断の確定**

- **モルヒネ投与中の患者に急激な腎機能障害が起きたことで判断する**

「モルヒネ投与中に腎不全」はせん妄の原因として多くはないのですが，対応が明確に違うので意識はしておきたい病態です。

モルヒネの代謝産物がせん妄を引き起こす

　モルヒネの代謝について復習すると，モルヒネは肝代謝を受けてmorphine-6-glucuronide（M-6-G，エムロクジーと呼んでいます）とmorphine-3-glucuronide（M-3-G）になります。これが両方とも腎臓から代謝されて排泄されるのですが，腎不全になると両方とも身体に蓄

積していきます。

　M-6-Gは比較的たくさんできて，モルヒネと同じ（より強力な）オピオイド活性を持っています。オピオイドと同じような作用を持つ物質が身体の中にどんどん溜まっていくイメージです。M-3-Gは少ししかできないのですが，オピオイドとしての働きはないくせに，神経毒性といってせん妄やミオクローヌスを引き起こします。

●腎不全になった時のモルヒネの代謝産物の蓄積

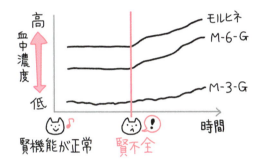

急にぼうっとしてピクピク…よくある臨床像

　一番多い臨床像はこんな感じです。モルヒネを持続静脈（皮下）投与していた。別になんてことなく過ごしていた。意識もしっかりしているし，痛い時は早送りしたら普通に効いていた。ところが急にぼうっとし始めた。眠気があるのかなあと思っていたら，せん妄がはっきりしてきて明らかにつじつまが合わない。ふと見ると身体がピクピクしたり，眠っている時にピクンと手足が動いたりする（ミオクローヌスの悪化）。そういえば数日前からピクピクは増えていたなあと思い出す。血

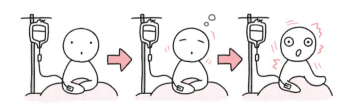

液検査をしてみると，クレアチニン 2.8 mg/dL（とか 3.4 mg/dL）…おおわりと上がっているなあ。こうなると，腎機能が悪化し，腎不全になっていると考えられます。腎不全の原因は，プラチナ製剤を投与した後にボルタレン®，脱水のあるところにボルタレン®，あるいは，骨盤内の腫瘍で尿路が閉塞して腎後性腎不全…という感じです。

- モルヒネを他のオピオイド（オキシコドンなど）に置き換える
- 腎不全を治療する
- ピクピクがひどい時は，ベンゾジアゼピン系の薬剤（リボトリール®，ドルミカム®など）をごく少量投与する

オピオイドを変更する

　原因になっているのがモルヒネの代謝産物なので，対応としては，これ以上モルヒネが入らないように他のオピオイドに変更します。モルヒネが少量ならフェンタニルでも鎮痛できるのでフェンタニルでも構いませんが，ある程度の量（例えば，モルヒネ注射薬で 40 mg/日以上）があるとフェンタニルだと追いつかず，注射薬の量も多くなってしまうので，現状ではオキシコドンに変更する専門家が多いでしょう（ヒドロモルフォンに変更しても構いません）。

NSAIDs を中止する

　腎不全の治療でできること，例えば，腎不全 or せん妄が NSAIDs のせいなら改善するまでボルタレン®やロキソニン®を中止して輸液します。この時，NSAIDs がよく効いていた人ではオピオイドだけの鎮痛にすると効果にいまひとつキレがないということがあるので，アセトアミノフェン高用量（アセトアミノフェン坐薬 800 mg やアセリオ® 600～800 mg）を代わりに使います。腎後性腎不全なら腎瘻や内瘻（尿管ステント）造設術を行います。

通常，前記の対応をすると数日でせん妄やミオクローヌスはおさまってきますが，もし，ミオクローヌスがひどい場合——例えば，ピクンとなることで夜の眠りが妨げられるとか，本当にひどい時はピクンとすると骨転移に響いて痛みも強くなる場合——は，ピクピクをおさえるための薬を併用します。抗けいれん作用のあるベンゾジアゼピン系抗不安薬を使用するのが常套手段で，内服ならリボトリール®（クロナゼパム）を 0.25 mg 程度，内服できない場合はドルミカム®（ミダゾラム）を 0.1～0.2A/ 日のごく少量を投与して，改善を待ちます。腎機能が回復してモルヒネの代謝産物がはければもとに戻りますので，そのあたりで中止します。

Check Point

- 「モルヒネの影響＋腎不全」の可能性，ないですか？

| 根拠となる研究・文献 |

　腎不全でモルヒネを変更した介入そのものについての実証研究は，おそらくないと思います。薬学的な根拠と症例報告くらいです。

・Sande TA, Laird BJ, Fallon MT.: The use of opioids in cancer patients with renal impairment — a systematic review. Support Care Cancer,25(2):661-675,2017.

難治性ではないはずのせん妄——理由を見分けて対処する

セレネース®で眠れない

  判断するカギ　こんな言葉，こんな症状がカギになります

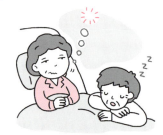

- せん妄になってから「不眠時・不穏時セレネース®」という指示が出たが，かえって患者が眠れていない

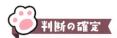

- セレネース®を投与しても眠れない現象を確認する

　「セレネース®（ハロペリドール）はメジャートランキライザーだから，マイナートランキライザーの睡眠薬よりも強い（から眠れるはず）」という間違った認識がちょこちょこあります。

「眠れない時の薬」を整理する

　基本のところですが，向精神薬，抗精神病薬（メジャートランキライザー），抗不安薬（マイナートランキライザー）の違いを整理しておきます（表4）。

表4 メジャートランキライザーとマイナートランキライザー

向精神薬 (psychotropics)	神経に作用する薬剤全般を指す言葉
抗精神病薬 (antipsychotics)	メジャートランキライザー，「精神科の薬」
抗不安薬 (anxiolytics)	マイナートランキライザー，安定剤，睡眠薬，ベンゾジアゼピン系薬

「直接の就眠作用はない」抗精神病薬

　抗精神病薬は，セレネース®（ハロペリドール），セロクエル®（クエチアピン），リスパダール®（リスペリドン）などの「精神病に投与する薬」（誤解を恐れずにいえば「精神科の薬」）のことで，ドパミン受容体を阻害することで幻覚・妄想を治療します。ドパミンが大量に放出されると，興奮・幻覚・妄想が出やすくなります。例えが適当ではないかもしれませんが，覚せい剤もドパミンを刺激し，パチンコやゲームでも脳内にドパミンが大量に放出される状態になります。ドパミン受容体を阻害しても，「過剰に放出されているドパミンの作用がなくなる」だけで，直接の就眠作用があるわけではありません。

「ほどほど眠くなる」抗精神病薬

　就眠にはいろいろな受容体が関わっていますが，2つだけ示しておくと，ヒスタミン受容体（酔い止めや花粉症の薬を飲むと眠くなるあれです）とGABA（GABA入りチョコレートでリラックス…とかいうあれです）は直接の鎮静作用があります。

　抗精神病薬の中でも，就眠にも効くセロクエル®（クエチアピン）やコントミン®（クロルプロマジン）といった薬は，抗ヒスタミン作用があってほどほど眠くなるというわけです。日本で頻用されているアタラックス-P®（ヒドロキシジン）は抗ヒスタミン剤としての眠気があります。ちなみに，市販されている睡眠改善薬のドリエル®は，中身が抗ヒスタミン剤（おおむねトラベルミン®）です。

「睡眠,安定,落ち着きをもたらす」抗不安薬

一方,抗不安薬(マイナートランキライザー)とは,おおむね安定剤,睡眠薬を指す言葉で,薬学的分類ではベンゾジアゼピン系薬を指します。これは,GABA受容体に作用して,就眠,安定,落ち着きをもたらします。(大雑把に言えば)作用が比較的弱いものを安定剤,強いものを睡眠薬,さらに強いものを麻酔薬と分類しますが,作用する場所はおおむね一緒です。安定剤〔ワイパックス®(ロラゼパム),ソラナックス®(アルプラゾラム),セルシン®／ホリゾン®(ジアゼパム)〕と,睡眠薬〔レンドルミン®(ブロチゾラム),サイレース®(フルニトラゼパム)〕と,鎮静麻酔薬〔ドルミカム®(ミダゾラム)〕は同じ範疇に入る薬剤です。

セレネース®じゃないですよ

ロヒプノール®は,2018年8月に販売中止となり,**サイレース®**が継続となりました。成分は全く同じです

「眠れないからセレネース®」の理由

つまり「セレネース®だけを投与する」というのは,あえて就眠作用のない薬剤を使用しているわけですから,眠れないように見えることはしばしばあります。それでもセレネース®を使う理由は何でしょうか? せん妄は意識の障害ですから,なるべく意識に影響しないようにしたいわけです。つまり,なんとか意識に影響を与えない薬を使っている間にせん妄の原因が改善して,回復することを期待していることになります()。

表5 代表的なせん妄・不眠に使用する薬剤の効果のイメージ

	抗精神病薬		ベンゾジアゼピン系薬	抗ヒスタミン剤
	セレネース® リスパダール®	セロクエル® コントミン®	サイレース® 経口睡眠薬	アタラックス-P®
ドパミン受容体 （幻覚妄想）	++++	++	−	−
ヒスタミン受容体 （就眠）	+	++	−	++
GABA受容体 （就眠・安定）	−	−	++++	−

対応

- 就眠作用のある薬剤（アタラックス-P®，ベンゾジアゼピン系薬）を併用にする
- 就眠作用のある抗精神病薬に変更する

　せん妄の原因が明らかに回復しない場合，「眠れない」のはそれ自体が緩和治療の目標を達成できていないことになります。セレネース®単剤はせん妄を回復させる方向を期待した処方ですが，一方，就眠はやや犠牲に（眠れないことも多く）なってしまいます。そこで，「就眠できることが優先のせん妄」（肝不全の末期や，低酸素血症などがあり，せん妄が回復しないことが前提の場合）は，就眠作用のある薬剤をセレネース®と併用します（表6）。原因が治らなくても，「ある程度は眠れる」「夜は眠れる」ことを目標にすることがあるためです。

もちろん治せる（こともある）せん妄の原因があれば，まずはその原因に対する治療やケアが必要です

表6 就眠を優先した場合の不眠時不穏時の投与例

パターンA

不眠時不穏時
① セレネース® 0.5A ＋ アタラックス-P® 0.5A 生食 100 mL 点滴
　1日に3回まで
② サイレース® 0.5A 生食 100 mL　適宜（入眠したら中止）

パターンB

不眠時不穏時
① セレネース® 0.5A・サイレース® 0.5A 生食 100 mL 適宜
　（入眠したら中止）

パターンC

セレネース® を就眠作用のある抗精神病薬に変更
① コントミン® 0.2A・サイレース® 0.5A 生食 100 mL 適宜
　（入眠したら中止）
② コントミン® 0.2A 生食 100 mL 適宜（入眠したら中止）

パターンA──セレネース® にアタラックス-P® を併用する

　抗ヒスタミン剤であるアタラックス-P® を併用するというのが，まずは穏当な（穏やかな）選択で，セレネース®（ハロペリドール）だけよりは"少し"眠りやすくなります（ 表6 のパターンA）。完全に眠れるわけではなくても，ひと押し眠りやすくなる感じで，呼吸抑制や循環抑制のリスクがありません。抗ヒスタミン剤であれば基本的には何でもいいので，地域によってはピレチア® あるいはヒベルナ® を使っていますが，全国どこでも使いやすいといわれたらアタラックス-P® でしょう。それでダメなら，少量のサイレース® を追加します。

パターンB──セレネース® とサイレース® を混ぜて併用する

　もう1案（ 表6 のパターンB）は，本当にちゃんと就眠できることが目標の場合，最初から，セレネース® とサイレース® を混ぜて投与します。サイレース® だけでいいじゃないかという意見もあるかもしれませんが，「せん妄の時にベンゾジアゼピン系薬だけ投与するとかえって不穏が悪化する」という考えがあるため，併用ならまあいいだろうとされているからです。

パターンC──セレネース®を別の薬に変更する

セレネース®をやめてしまう案（表6のパターンC）としては，「就眠作用のある抗精神病薬に変更する」という方法があります。内服だとセロクエル®（坐薬も作れます），注射だとコントミン®に変更します。コントミン®は単剤で投与しても，サイレース®と混ぜてもどちらでもいいですが，コントミン®は血圧が下がりやすく，サイレース®は呼吸を抑制しやすいので，血圧低下気味（呼吸は問題なし）の人にはコントミン®少量＋サイレース®を，逆に，呼吸数が低下気味（血圧は問題なし）の人にはコントミン®単剤が理論上は勧められます。実際上は血圧も呼吸も毎日変わりますから，効果を見て日々変更する感じになります。

日中もせん妄症状が強い場合

「眠れない」の意味は夜間だけのことではなく，日中にも当てはまります。というのは，日中もせん妄症状（興奮）が強い場合は，ひどい不穏になる「前」に数時間効果のある薬剤を使用するからです。日中に鎮静薬を投与することを「間欠的鎮静」と呼ぶことがありますが，症状が強い時に対応する薬剤を使用しているだけと考える人はこれを「鎮静」とは呼びません。夜間は眠れるようにアタラックス-P®やサイレース®を使用して，日中はなるべく意識を保てるようにセレネース®だけにするという方法もあります。

Check Point

- 不眠時のセレネース®に就眠作用のある薬剤を併用していますか？

| 根拠となる研究・文献 |

　セレネース®だけでは就眠はできないけれど，ベンゾジアゼピン系の薬剤を併用すると就眠できたとする（当たり前と言えば当たり前なのですが）比較試験（の予備試験）が最近出ました。

これまでほとんど研究されていなかった終末期のせん妄を対象としているので注目度が高いです

・Hui D, Frisbee-Hume S, Wilson A, et al.: Effect of Lorazepam with Haloperidol vs Haloperidol alone on agitated delirium in patients with advanced cancer receiving palliative care: a randomized clinical trial. JAMA,318(11):1047-1056,2017.

難治性ではないはずのせん妄――理由を見分けて対処する

IVルートが取れない

判断するカギ　こんな言葉，こんな症状がカギになります

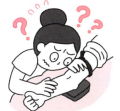

- セレネース®やサイレース®を使いたいけれど，IVルートが取れない

判断の確定

- 身体中探しても，ルートが取れそうな静脈がない

1回や2回ならまだしも，どこを探してもIVルートがないということもありますし，治療環境によってはそもそもIVルートを使わない場合もあると思います。

対応

- 皮下投与，坐薬投与，舌下投与のいずれかは可能なはず。可能な方法で対応する

IVルートが取れない，そんな時でも，いろいろな経路で薬剤は投与できるものです（表7）。

表7 皮下投与，坐薬投与，舌下投与が可能な向精神薬 [1〜4]

	皮下投与	坐薬投与	舌下投与
抗精神病薬			
セレネース®（ハロペリドール）	◎	−	−
コントミン®（クロルプロマジン）	△	−	−
リスパダール®（リスペリドン）	−	−	△
セロクエル®（クエチアピン）	−	○	−
ベンゾジアゼピン系薬			
サイレース®（フルニトラゼパム）	○	−	−
ドルミカム®（ミダゾラム）	◎	−	○（頬粘膜）
セルシン®（ジアゼパム）	−	◎（ダイアップ®）	◎
レキソタン®（ブロマゼパム）	−	◎（セニラン®）	−

皮下投与

　セレネース®（ハロペリドール）やドルミカム®（ミダゾラム）は皮下投与できることがどの本にも書いてあり，問題ありません。

　コントミン®（クロルプロマジン）はpHが低く（酸性で），皮膚壊死を起こすことが（まれに）あるので，皮下投与はするなと教科書に書いてあります。しかし，国内では，一部の緩和治療の専門家が持続皮下投与を行った経験を積み重ねて，注意深く観察すれば（毎日毎日ちゃんと刺入部を見て赤くなったら中止する対策をとれば）重篤な壊死は起きなかったとしています。施設の考えにもよりますが，他の選択肢がないなら考えてもいいでしょう。

　サイレース®（フルニトラゼパム）も，あまり知られていませんが皮下投与が可能は可能です。静脈投与よりも効果が遅れてくるのでヒヤリとすることがありますが，「サイレース®0.2A 生食50 mLで皮下点滴して，眠気が出てきたら中止する」といった使い方をしたり，皮下注射（ワンショット）で使います。静脈点滴で使う時のように効きすぎたらすぐにやめることができないので，できれば避けたいところですが，他に方法がないなら考えてみてもいいと思います。

坐薬投与

坐薬で使用可能なものといえば，製剤として出ているのは，レキソタン®のセニラン®坐薬，セルシン®のダイアップ®坐薬，それに，バルビツール製剤のワコビタール®坐薬といったところです。

院内製剤で坐薬の作製が可能なのが，セロクエル®，テトラミド®（鎮静系の抗うつ薬ですがせん妄でも時々使われます）です。この辺は，薬局で使用する院内製剤の全国レシピ本のようなものがあり，自施設で使えるかどうかを考える余地があると思います。

舌下投与

意外と思いつかないのが舌下投与です。リスパダール®液は舌下から吸収するわけではありませんが，一部を内服できればある程度効果があることがあります。

セルシン®注射液やホリゾン®注射薬は舌下投与が可能で，即効性があるわりに数時間効果が続きますので，終末期せん妄でルートが取れない時には役立つ投与方法です。ドルミカム®も舌下投与ができますが，実際は頬粘膜から吸収されるようです。

舌下投与の使い勝手については，けいれん発作をよくみる医師（脳外科医など）は投与経路がない時に本当に困るので，いろいろと知恵を持っています

そういった医師が院内にいれば，聞いてみてもいいかもしれませんね

Check Point

- IVルートがないならないで，他の投与経路を考えましたか？

| 根拠となる研究・文献 |

　投与経路の問題なので，「実証研究でどうか」という問題ではないのですが，「どの薬とどの薬は混ぜても大丈夫」とか「こんなのを皮下投与している」といった論文がわりと多く出ます。

- Fonzo-Christe C, Vukasovic C, Wasilewski-Rasca AF, et al.: Subcutaneous administration of drugs in the elderly: survey of practice and systematic literature review. Palliat Med, 19(3):208-219,2005.

投与経路の問題は，どの国でも切実なのですね

[184ページに挙げた投与経路の論文は以下です]

コントミン®（クロルプロマジン）の皮下投与
1) 矢吹律祐, 久永貴之, 木内大佑, 他：向精神薬の持続皮下投与における重篤な皮膚有害事象の発生頻度の検討. Palliative Care Res, 11 (1): 123-127, 2016.

セロクエル®（クエチアピン）の坐薬投与
2) 竹内 愛, 高 峰美, 田村敦子, 他：がん患者のせん妄に対する，院内製剤クエチアピン坐剤の使用経験. Palliative Care Res, 12 (4) : 717-722, 2017.

サイレース®（フルニトラゼパム）の皮下投与
3) 金石圭祐, 川畑正博, 森田達也：終末期がん患者の不眠に対するフルニトラゼパム単回皮下投与の有効性について. Palliative Care Res, 10 (2): 130-134, 2015.
4) Kaneishi K, Kawabata M, Morita T.: Single-dose subcutaneous Benzodiazepines for insomnia in patients with advanced cancer. J Pain Symptom Manage,49(6):e1-2,2015.

本当の難治性せん妄

治療目標を決める

　せん妄の基本的な緩和ケア，つまりは（どんな本にも書いてある）原因の治療，環境の整備，薬物療法をやって，それでも「いまひとつぱっとしない」からこの本を開いて，できることはないかなと全部考えて，それでもせん妄症状がよくならないとしたら…．それは，本当の難治性せん妄なのだろうかと疑います．

　痛みと違い，どういうせん妄が難治性か，まだエビデンスといえるようなものは世界的に蓄積されていないのではっきり書くことができませんが，筆者の経験では，表8 の状態が難治性せん妄になりやすいと思います．これ以外のせん妄は，基本的なせん妄のケアを丁寧に行って，薬物療法としては，セレネース® ＋アタラックス-P®か，（あるいは，それと併用して）ベンゾジアゼピン系薬を夜間中心に日中も数時間点滴することで対応できることがほとんどだと思います．

❶セレネース®（ハロペリドール）0.5A＋
　アタラックス-P® 0.5A＋ 生食 100 mL
❷サイレース® 0.5A＋ 生食 100 mL
で，だいたい対応はできます

表8 難治性せん妄になりやすい状態

1. 難治性疼痛の患者で，オピオイドの量が多く，痛みに対してこれ以上対応策がない場合
2. 肝不全で不穏が激しい場合
3. もともと精神疾患があり，
   - 多種類の向精神薬を飲んでいる場合
   - アルコールや薬物の依存がある場合
   - 認知症によるせん妄の場合

表8 に沿って，難治性せん妄の全体像を示してみます。

まず，疼痛が緩和できず，大量のオピオイドを使っているうちにせん妄になった場合（表8 の 1）。「本当の難治性疼痛」（→ p.121）を参照して下さい。基本的に，下記2つの治療方針があります。

- せん妄（眠気）を改善することを目的としてオピオイドも減らし，痛みも改善できるようなインターベンション治療をする
- 基本的な鎮痛手段を用いてなるべく鎮痛を図りつつ，せん妄には抗精神病薬・睡眠薬を併用し，「うとうとしていてもあまり苦しくない状態」を目指す

緩和治療医も一番悩みますし，患者や家族も悩むところです。特に，呼吸困難や肝不全・低酸素血症によるせん妄と違って，痛みは臓器機能に問題のない患者でも強くなりますから，治療目標の設定が難しいと思います。

肝不全の不穏（表8 の 2）は，通常の方法でおさまることも多いのですが，全くおさまらない場合があります。肝不全が原因なので，死亡前数日のせん妄という文脈になります。

何を目的とするか，最後の数日をどう過ごすか。せん妄の治療を強めると話ができなくなることがあるので，話ができることを重視するか（会っておきたい人がいるか，話したいことがあるか）と，身の置き場のない感じを和らげることのバランスを相談します。

精神疾患の既往がある，アルコールの依存があるなどの場合（表8 の 3）は，なんとかして精神科医へのアクセスをとりたいところです。

認知症を主たる背景とするせん妄でも同じで，ここは精神科医に目標設定について相談に乗ってもらいたいところです

本当の難治性せん妄

基本の薬物療法で
おさまらない時の薬物療法

それでもおさまらない時の薬物療法

　せん妄に対しては，まず，セレネース®（＋アタラックス-P®）の定期投与とベンゾジアゼピン系薬（サイレース®とドルミカム®）の間欠投与が基本になりますが，それでおさまらない時の薬物療法の選択肢をいくつか挙げておきます（表9）。

　ヨーロッパ圏では，ヒルナミン®（レボメプロマジン）の持続皮下注射がわりあいに用いられます。12 mg/日程度で開始し，25～50 mg/日程度まで増量します。

　セレネース®（ハロペリドール），コントミン®（クロルプロマジン），ヒルナミン®の関係は次ページの図のようになり，鎮静作用はセレネース®＜コントミン®＜ヒルナミン®の順に強くなります。したがって，ヒルナミン®の持続注射は「鎮静」（苦痛緩和のための鎮静）として考える専門家も多くいます。

　国内では，ヒルナミン®を使う施設もありますが，コントミン®の持続皮下注射も行われています。コントミン®は皮下投与をしないように国際的に推奨されている薬剤ですが，国内では使用がある程度広まりま

表9　基本の薬物療法でおさまらない時の薬物療法

- コントミン®（クロルプロマジン）の持続皮下注射
- ヒルナミン®（レボメプロマジン）の持続皮下注射
- セレネース®（ハロペリドール）の大量持続皮下注射
- ドルミカム®（ミダゾラム）の持続皮下・静脈注射（持続的深い鎮静）
- フェノバール®（フェノバルビタール）の持続皮下注射（持続的深い鎮静）

● セレネース®，コントミン®，ヒルナミン® の関係

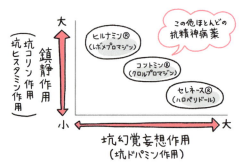

した。ヒルナミン® と同じように 12 mg/日程度で開始し，25～50 mg/日程度まで増量します。皮下注射で用いる時は，刺入部の皮膚障害がないかをきちんと確認するようにします。

　精神科医が治療に当たる場合は，セレネース® の大量投与を考えるかもしれません。筆者がごくまれに行うのは，セレネース® 4～8A をバルーン式携帯型注入ポンプに入れて持続皮下注射する方法です。持続注射するルートがなくても実施でき，機械を使った持続皮下注射のように拘束が増えてかえってせん妄が悪化するということもありません。ただし，セレネース® による副作用，特に錐体外路症状（パーキンソニズム）には注意が必要です。

　理論的には，セレネース® やコントミン® やヒルナミン® をそれなりに「もっともよい比率で組み合わせる」という方法もあるのかもしれませんが，実際に行っている医師を見たこともなく，文献上も記載がありません。

苦痛緩和のための鎮静

　最終的に（last resort として，という言い方をよくします），他の方法がすべて無効な場合には，ドルミカム® の持続皮下・静脈注射やフェノバール® の持続皮下注射を行います。これは，一般的に「苦痛緩和のための鎮静」と呼ばれます。せん妄は鎮静の最も多い適応症状で，鎮静を受ける患者の半数がせん妄のために鎮静を受けています。

ドルミカム®の持続皮下・静脈投与が第一選択で，2〜5A/日くらいで就眠できることが多いのですが，まれに20A/日でも眠れないことがあります。すでにベンゾジアゼピン系薬に耐性がある場合は，ミダゾラムではまったく鎮静がかからないことがあります。そんな時は，フェノバール®の持続皮下注射を用います。

フェノバール®は使い方に少し工夫を要する薬です。半減期が上昇するのに時間がかかるのですが，同じ投与量を持続投与すると蓄積してしまいますから，初期に多めに投与して，落ち着いたら減量します。例えば，200 mgの皮下注射（ワンショット）を1日1〜3回ほど行って落ち着いてから，20 mg/時（480 mg/日）に下げるとか，落ち着くまで80 mg/時で投与し落ち着いたら（通常数時間後），やはり20 mg/時（480 mg/日）に下げるなどします。使用量は200〜1,500 mg/日程度になります。

| 根拠となる研究・文献 |

難治性せん妄は，最後に手付かずのまま残されている研究領域という感じです（下記Hui Dの論文ではfinal frontierと書かれています）。精神科医からみると身体的なことが絡んでくるので研究として考えるのが難しく（苦手で，複雑で），一方，内科医からみると精神的な評価がこれまた難しく（苦手で，複雑で）…という領域です。

しかし，鎮静の半数はせん妄を対象として行われているなど，せん妄が患者に重篤な影響を与えることが認識されてきて，徐々に質の高い試験が出始めています。

以下の2つの文献は，実証研究というより，せん妄が大事だけれどちゃんとした研究が少ないから，これからちゃんと研究していこうということを強調した総説です。

> 5年，遅くとも10年したら，ここに書いていあることが「古くなったなあ」と思えることを願っています…

- Bush SH, Leonard MM, Agar M, et al.: End-of-life delirium: issues regarding recognition, optimal management, and the role of sedation in the dying phase. J Pain Symptom Manage,48(2):215-230,2014.
- Hui D, De La Cruz M, Bruera E.: Palliative care for delirium in patients in the last weeks of life: the final frontier. J Palliat Care,30(4):259-264,2014.

第3章

呼吸困難が取りきれない時

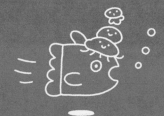

Overview

　呼吸困難は原因によって対処できるので、原因の把握がまずは重要です。あわせて、酸素療法（酸素の評価）、理学療法（呼吸法、身体の動かし方）を基本的な対応とします。「末期の呼吸困難だからモルヒネでいいや」ではなく、胸水があるなら胸水への対応を、心不全があるなら心不全への対応を、（めったにないけれど、実はがんと関係のない）慢性閉塞性肺疾患（COPD）の悪化で喘息になっているなら普通の喘息への対応を…など、そんなふうに原因の把握を重視します。

　特に理学療法はとても大事で、ヨーロッパを中心に、「呼吸困難クリニック」（日本のペインクリニックの呼吸困難版）の開業が増えています。医学的管理も行いますが、看護師と理学療法士で総合的なマネジメントを展開するというのも対象が呼吸困難ならではの特徴です。

体動時呼吸困難への対応

　さて、緩和治療の立場からみると、症状は「体動時呼吸困難→安静時呼吸困難」と進んでいきます（ 図1 ）。

　初期の体動時呼吸困難では、（苦しくなる前後に）酸素を使うことと、苦しいのがおさまるまでに時間がかかるならオプソ®（モルヒネ）やオキノーム®（オキシコドン）を呼吸困難が長引く時に飲むことで対応します。目標としては、「苦しくなってからおさまるまでの時間が短縮できる」か、入浴や食事の前に使用することで「あまり苦しくならないで体動できる」あたりとなります。

　オピオイドは効果がある人もいますが、飲んでも「あんまりぱっとしないな…」という人もいるので、何回か試してみて効果がないようなら「無効である確認をした」として一旦中止し、効果がなさそうな薬剤をだらだらと継続しないようにします。次の登場はもう少し苦しくなった時や、安静時呼吸困難になってきた時です。

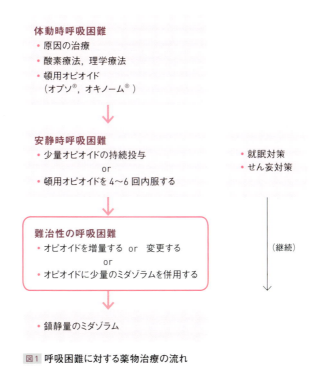

図1 呼吸困難に対する薬物治療の流れ

安静時呼吸困難への対応

　安静時呼吸困難が強くなってくると，緩和治療としては本番です。まずできることとして，少量のオピオイドの持続投与を考えます。呼吸困難に対するオピオイドは，疼痛に対するオピオイドほど効果が確実ではないので，「本当にこの患者に効くかな」「ちゃんと効いているかな」という目で，使った"後"の評価をすることが大事です。体動時呼吸困難でまあまあ有効なオピオイド（患者がこれ飲むといいねという薬）が見つかっている場合には，同じものを定期投与したり，ちょっとイレギュラーな定期投与ですが3食前に使用します（食事の時にだいたい負荷がかかって苦しくなるので）。

以前に飲んで印象が悪い薬がある時は，違うオピオイドをまず試してもいいです。嫌な思い出のある薬をしんどい時に飲むのは患者にとって心情的なハードルがあるでしょうから，オプソ®でダメだった人はオキノーム®とか，オキノーム®でダメだった人はオプソ®とか，オプソ®でダメならモルヒネ錠やモルヒネ散とか，量を変えるとか，何か「前とは違う工夫をしました」というのがあるといいでしょう。使い慣れていれば，近年発売になったヒドロモルフォン（ナルラピド®）でもモルヒネと同等の効果になります。

　内服ができない場合は，6〜12 mg/日程度のオキシコドン／モルヒネの持続皮下投与を行います。持続静脈投与でもいいのですが，水分が入ると溢水になって呼吸困難を悪化させますので，注射は持続皮下注射が原則です。

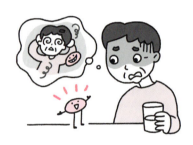

誰だって，嫌な思い出のある薬を飲むのには抵抗がありますよね

安静時呼吸困難への次の選択

　安静時呼吸困難に対して少量のオピオイドを投与すると，大抵「まあまあよくなったけど（少しよくなったけど），苦しいと言えばまだ苦しい（苦しさがゼロになったわけじゃない）」という感じになります。このあたりを「難治性の呼吸困難」としておきます。この段階での次の選択肢として，①オピオイドをさらに増量する，②オピオイドを変更する，③オピオイドに少量のミダゾラムを併用する，に直面します。

　最終的に，あれこれ工夫しても苦痛が患者の満足いくように緩和できない場合は，患者が眠ることを前提として（これを"意図して"という

か，"予想して"というかは実は難しいのですが），鎮静薬の持続投与を念頭に置きます。実際には鎮静薬を投与した後に患者の意識が徐々に下がったとしても，それが本当に鎮静薬のためなのか，病状の悪化でCO_2ナルコーシスになったためなのかはわからないので，これを鎮静と呼ぶ人もいますし，苦痛緩和のために鎮静薬を使用しているだけだという人もいます。

呼吸困難は完全に和らげることができない場合も多く，せめて夜だけでも眠れるようにすべての経過を通じて就眠の対策をします。低酸素血症が本格化してくると，酸素不足でせん妄を合併することも多いので，夜間就眠という意味からもせん妄の対策を行います。

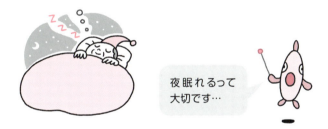

> 難治性ではないはずの呼吸困難——理由を見分けて対処する

ムシムシしている

判断するカギ こんな言葉，こんな症状がカギになります

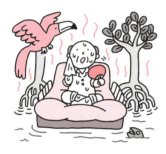

- 部屋に入ると暑い！ そこまでいかなくてもムシムシしている，ムワッとしている，風がよどんでいる
- 室温が高い，風が通り抜けるようになっていない
- 「なんか暑い」「汗がにじむ」

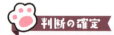
判断の確定

- **部屋の温度と通風を見て，患者が「暑苦しい」ということで判断する**

　健康な人でも，梅雨の時期に狭いホテルに泊まると，風が入らずになんだかムッとして「息苦しさ」を感じると思います（ちなみに筆者が泊まるホテルの部屋は，夏は呼吸困難にならないように36㎡以上，冬は暖かさを重視して24㎡以下です）。

　がん終末期で呼吸困難のある人の体験をイメージするには，自分で同じ呼吸数で「ハァハァ」してみるとよくわかります。息苦しさを訴える人では，呼吸数が1分間に20回後半〜多い時は30回，40回というこ

とがありますが，その呼吸数を維持しようと思うと，常にマラソンしているような感じでかなりしんどいです。

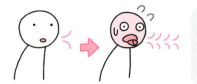

正常の呼吸数は15〜20回/分くらい。これが30〜40回になると，かなり息苦しくなるはずです

こうなると，呼吸するだけで体力を使っている感じです。室温はじっとしている人よりも高めに感じて，じっとり汗もかいていることが多いでしょう。冬場など，「室温25度」で暖房が設定されていると，かえって息苦しさが増していることがあります。

もう1つ大事なことは，通気です。風が流れると息苦しさって減りますよね。部屋の中に風が流れているか，という視点で見てみます。

判断は，最終的には患者が心地よいかどうかですから，部屋の温度と通風を客観的に見て，患者が「暑苦しい」ということで判断します。

- 室温を下げる
- 風が通るようにするか，扇風機で風が顔に当たるようにする

室温を下げ，風が顔に当たるようにする（患者が心地よい範囲で）のが原則です。室温は，付き添いの人がいる場合は，（付き添いだと身体を動かすこともあまりないので）その人が「少し寒い」と言うくらいの温度でないと，患者にとっては暑いことが多いです。

風については，看護研究としてはわりとホットなところで，小型扇風

機を苦しい時に顔に向けるだけでも，オプソ®を内服するのと同じくらいの呼吸困難の緩和作用があるといわれるようになりました。生理学的機序では，三叉神経に風刺激か冷却刺激のどちらかが加わることで呼吸困難が和らぐということになっています（確かに，息苦しい時，顔を冷たい水で洗ってさっぱりすると息苦しさが減る感じがしますよね）。

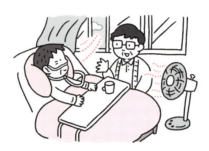

Check Point

- 暑くない？ 無風じゃない？

| 根拠となる研究・文献 |

温度についてのエビデンスはないですが，風については熱心に研究されています。国内でも比較試験が行われました。おおむね，送風は呼吸困難を和らげるそこそこの効果があるという方向です。

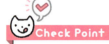

風を送ることによる効果についてのエビデンスです

- Kako J, Morita T, Yamaguchi T, et al.:Fan therapy is effective in relieving dyspnea in patients with terminally ill cancer: A parallel-arm, randomized controlled trial. J Pain Symptom Manage, 2018.［Epub ahead of print］

難治性ではないはずの呼吸困難——理由を見分けて対処する

酸素飽和度が低い・酸素が吸えていない

 判断するカギ こんな言葉，こんな症状がカギになります

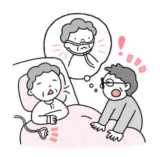

- 苦しいと言うんだけど，あれっ，酸素吸入してない？
- 「動く時じゃまだから，外してる」「面倒だから（流量を）増やしてない」
- 体動時の酸素流量増量の指示がない
- 安静時の酸素飽和度（SpO_2）は高いが，動いた後に低くなったまま戻りが悪い

判断の確定

- 呼吸困難がある時に低酸素血症になること，苦しくなる前後・最中に酸素吸入をしていない（増やしていない，指示が出ていない）ことを確認する

　体動時呼吸困難は，骨転移の体動時痛のようなイメージで，ベースのオピオイドの調整だけで和らげるのは無理があります。「動いた時だけ」苦しいのですから，その時の対策をしっかりすることが必要です。動いた時に苦しくなるというのは，大抵の場合，動いた時に酸素飽和度が下がるということで，「じゃあ酸素を加えてみよう」というのがまっとうな考え方です。

酸素流量を変える指示は出ている？

大抵の医療現場で（CO_2ナルコーシスに特になりやすい人を除くと），医師は「酸素流量0.5〜3Lで調節」のような指示を出し，実際の酸素流量は看護師に任せられていると思います。その時に，まず，安静時と体動時の酸素流量を変えるという指示があるかどうか（指示がある場合は運用されているかどうか）を確認します。安静時に酸素吸入をしていないなら体動時に吸入する，安静時に1Lなら体動時は3Lにする，とかですね。

指示が出ていても，「面倒だからやっていない」？

人間とは不思議なもので，指示があっても「酸素飽和度が低いのに，酸素吸入をしない」という現象はよく見ます。

一番多いのが，患者が「面倒だから，カニューレを外して動いている」場合。「ベッドにいる時はしているんだけど，動く時じゃまになるから」と言って，外してしまう…。

「いや，そこ，その時こそ付けてくれ〜！」って感じなんですが，外しちゃう人，多いですよね。似たような現象ですが，動いた時に酸素流量を上げてほしいんだけど，「面倒だからやってない」という場合もしばしばあります。

男性で多いのは「かっこ悪い」。「オレのオンナにはこんな姿見せられねぇ」とよく言われます

判断には，呼吸困難がある時，確かに動いた後に低酸素血症になっていることと，その前後・最中に酸素吸入をしていない（増やしていない，指示が出ていない）ことを確認します。

- 体動時に酸素吸入をして（増やして）動けるようにする
- 酸素がちゃんと吸えるようにする（場合によっては鼻ではなくて口からなど）

　苦しくなる前の状態がわかっているなら，動く前に多めの酸素をきちんと吸えるようにします。まず流量を上げる，動く，戻ってきてからも落ち着くまでその流量でしばらく続ける。「面倒」と思う人でも，効果が実感できればしてくれる人が多いので，実際に試してみて，効果がなければ酸素投与だけの対応じゃあダメだと判断して中止します。2，3回くらい試してみるといいです。

　面倒という人は，酸素チューブが短かったり，うまく伸ばせなかったりすることも多いので，動く範囲に合わせて酸素チューブをきちんと整理して伸ばせるように環境整備します。

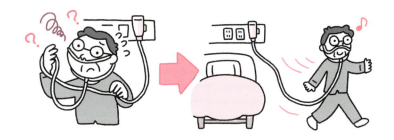

　もう1つ，あまりないことなのですが，患者によってはうまく鼻呼吸できずに鼻カニューレだと吸えないという人がいます。鼻血や頭頸部の腫瘍で鼻腔に分泌物が多いこともあります。そういう時は口から吸入するなど，酸素が確実に身体に入るようにします。

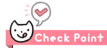

Check Point

- 身体を動かした時の酸素流量が足りないのでは？

┃根拠となる研究・文献┃

　低酸素血症のある人には酸素吸入は効果があり，低酸素血症がないと酸素吸入は無効（というか，低酸素血症がなくても空気を流しているのと同じくらい呼吸困難が和らぐ）というエビデンスがあります。

- Uronis HE, Currow DC, McCrory DC, et al.: Oxygen for relief of dyspnoea in mildly- or non-hypoxaemic patients with cancer: a systematic review and meta-analysis. Br J cancer, 98(2):294-299,2008.

> この研究では，体動との関係を見ているわけではありませんが…

難治性ではないはずの呼吸困難──理由を見分けて対処する

ちょっと対応すればなんとかなる原因
（溢水，感染，胸水）

 判断するカギ こんな言葉，こんな症状がカギになります

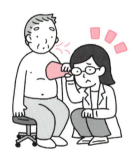

- ゼイゼイする（喉元でメリメリと音がする），心不全の既往がある，下肢（身体の下にしているところ）のむくみが増えた，副雑音がする，輸液量が多い
- 熱が出る，痰の色が黄色っぽい，肺炎っぽい，炎症反応（CRP）が高い
- 胸水を何度か抜いている，片肺の呼吸音が聴こえない，（X 線・CT で）胸水がある

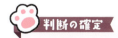 **判断の確定**

- **画像検査，血液検査から最終的に判断する**

　呼吸困難の"主な"原因が多発肺転移やがん性リンパ管症でも，溢水，感染，胸水"も"呼吸困難の原因になっている場合は，「余っている水」を少しでも減らすことで呼吸困難の原因そのものにアプローチすることができます。

　対症療法として，モルヒネや抗不安薬での症状緩和は限界がある（＝すっきり呼吸困難をなくすというところまではできないことが多い）た

め，苦しい原因そのものをなくすことができれば，その方がずっと有効です。

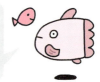

溢水，感染，胸水はそこそこ頻度が高く，対処方法がある病態なので，いつも「何かさらにできることがあるか」を考える時は念頭に置きます

「水があふれている」サイン

溢水は，軽度の心不全のこともありますし，心機能は問題ないけれど単に水が「入りすぎ」のこともあります。呼吸器科を専門としている医師は比較的気付きやすく，「苦しくなってきたら水を入れない」プラクティスの人が多いのですが，腹部を中心に見ている医師は気が付かないことがあります。

気付くきっかけはいろいろあり，高齢者で心不全の既往がある，輸液量が多い（経口摂取もしているのに1L/日以上）時には要注意です。理学所見では，下肢のむくみが増えるのも溢水の大きな指標ですが，足だけでなく「一番下になって重力がかかっているところ」に水が溜まります。お尻が一番下になっている時は，足はスッとしていてもお尻から腰にかけて，ちょっと「つまむ」と浮腫があることに気付きます。

普段は衣服で隠れているので，そのつもりで見ていないと気付かないことが多いです

呼吸音では，両側でラ音（副雑音）がするのですが，日常的に気が付きやすいのは，喉元の「メリメリする音（きしむような音）」です（書籍

なので音を聴かせられないのが残念ですが）。息を吸う時に喉元に耳を寄せると，"メリメリ"する音が聴こえて，ひどくなると，はっきりゼイゼイする感じに聴こえます。

感染のサイン

感染（肺炎）は，普通の医師や看護師なら気が付きやすい合併症で，熱や痰でわかります。

緩和ケアで気を付けておくことといえば，鎮痛薬としてNSAIDsやアセトアミノフェン，終末期ではステロイドが定期的に入っていることが多いので，「発熱しにくい」ということでしょうか。

また，腫瘍があるために炎症反応（CRP）がもともと高い人が多いので，「ベースラインのCRPが5～6の人が15になった」なら感染症の可能性がありますが，ベースラインのCRPがずっと12～15の人の場合は，一概に感染を合併したともいえません。

胸水のサイン

胸水は聴診で片方の呼吸音が聴こえないことで判断できますが，X線や，（他の理由で撮った）腹部CTでわかることもしばしばあります。あれっ，こんなに溜まってた？という感じです。

判断は，画像検査や血液検査，理学所見で総合的に行います。

- 溢水──水分をとれているなら点滴をしぼる，利尿剤を（控えめに）投与する
- 感染──抗菌薬を投与する（皮下でも可能）
- 胸水──少しでも胸水を抜けば，症状に効果がある時がある

溢水には，まず水分を減らすこと

溢水への対応は水を減らすことですから，まず経口で飲水がまあまあ

できているなら（嘔吐がないなら）点滴はやめるか，（患者や家族の希望で行っている場合では）500 mL/日以下に減量します。利尿剤の追加も有効なのですが，ラシックス®（フロセミド）を使う場合には，あらかじめ「トイレの回数が増えても大丈夫か」を少し考える必要があります。ただでさえ息苦しいところに排尿回数がどんと増えると，かえって総合的に苦しくなることがあるからです。トイレに移動するのが苦しい時，患者も同意するなら，しばらく尿道カテーテルを挿入することも考えます。尿道カテーテルを入れない場合，ラシックス®なら0.25T×2回（朝，昼）とか，点滴をしているなら午前中の点滴の中に入れるとか，あるいは1日かけて穏やかに効くような利尿剤（ルプラック®やダイアート®）を選択します。ラシックス®1A×3などにしてしまうと夜の排尿が大変で，かえって苦しくなるわ，せん妄になるわ…となることがあります。

感染には抗菌薬が基本

感染への対応は，緩和ケアに限らず抗菌薬です。ちょっと知っておくといいかなと思うのは，抗菌薬は皮下投与できるものもあるということです。1日1回投与でいいので国内でよく使われているロセフィン®（セフトリアキソン）は，静脈経路がない時でも生食に溶いて皮下点滴が可能です。

なんでもかんでも抗菌薬を使うと感染症部門から怒られるかもしれません

でも，呼吸困難を和らげられる他の方法がない場合，可能性があるならやってみる，という文脈はありだと筆者は思います…

胸水は抜けば楽になることが多い

　胸水については,「抜く」が基本です。呼吸困難の文脈では,「胸水がいっぱいじゃなくても,少し抜くだけでも意外と楽になることがある」を強調したいと思います。

　X線写真を撮ったら「片肺真っ白」という状態の胸水は,抜いて楽になればそれでいいのですが,肺転移やリンパ管症が主体の呼吸困難で,「少し（といっても肺野の3分の1くらい）」の胸水があれば,抜いてもまた溜まってしまいます。でも,その分だけ抜くと確かに数日楽になる人がいます。

　ここは患者や家族の目標次第で,「何かできることはしてほしい」「数日でいいから,（例えば北海道の身内が静岡に来るまで）眠気の出る方法はとらないでほしい」という時に選択していいと思います。健康な人から見ると数日でも,残りの時間が1,2週間の人にとっては,数日だけでも呼吸困難が和らぐことには大きな意味があります。

Check Point

- 溢水,感染,胸水など苦しい原因そのものに対して,できることはないですか?

| 根拠となる研究・文献 |

　「呼吸困難の原因をこう治療したら,これくらい楽になった」という意味での質の高い研究はありません。

　抗菌薬の皮下投与は,緩和医療以外だと高齢者医療の中でも話題になります。

- Forestier E, Paccalin M, Roubaud-Baudron C, et al. : Subcutaneously administered antibiotics: a national survey of current practice from the French Infectious Diseases (SPILF) and Geriatric Medicine (SFGG) society networks. Clin Microbiol Infect,21(4):370.e1-3,2015.

難治性ではないはずの呼吸困難——理由を見分けて対処する

気道狭窄がある
―― 酸素飽和度は正常，肺野も問題ないはずなのに…

判断するカギ こんな言葉，こんな症状がカギになります

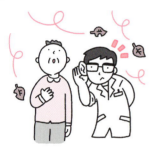

- 酸素飽和度（SpO_2）は正常で，肺野も問題ないはずなのに，苦しい
- よく聴くと，「ヒューヒューしてる」（耳を澄ますか，気管部の聴診で），あるいは「なんかヒューヒューする」と患者自身が言う

判断の確定

- CTで気管〜主気管枝に腫瘍があって，気道が狭窄していることを確認する

　酸素飽和度98％，X線でも聴診でも肺野はなんともない（または，肺転移があってもそんなに苦しくなるほどじゃない），でも患者は「すごい苦しい」…。「不安が強いのかな」「心因性じゃないか」，たまにこういう状況に出くわします。

　このパターンで頻度が高いのは，中枢気道（気管〜主気管枝）が腫瘍で狭窄している場合です。イメージとしては，ストローをくわえたまま

息をしているような感じで，空気は通って酸素飽和度は下がらないんですが，空気の行き来に抵抗がかかるので息苦しくなります。

気道狭窄音がはっきり聴こえるのは狭窄が進んでからなので，まだ気道が半分くらい開いている状態では，狭窄音は聴こえないのに呼吸困難だけがある状態になります。

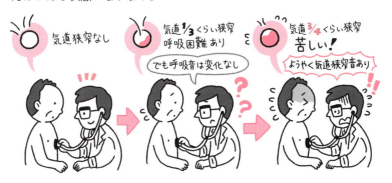

判断の確定は，CTで気管〜主気管枝に腫瘍があって，気道が狭窄していることを確認します。気管や気管枝は数cmしかありませんので，短期間に腫瘍が大きくなると1，2か月前の画像検査では見えなかった狭窄がはっきりすることがあります。

対応

- とりあえずはステロイドを使う
- その間に，放射線治療をするのかステント治療をするのか，しないのかを検討する

ステロイドをしっかり使う

気管の狭窄に対しては，一過性ですがステロイドが有効です。倦怠感に使うような少量ではなく，中等量以上をしっかり使います。

例えば，リンデロン®（ベタメタゾン）8 mg×1回朝，症状が切迫している時は12 mg×1回朝。呼吸困難もあるとせん妄になりやすいので，夕方にはなるべくステロイドを使いたくないのですが，1回投与で

追いつかない時は，8 mg 朝×1回，4 mg 昼×1回などとします。
　ステロイドが狭窄に効く理由とされているのは，腫瘍そのものが小さくなるわけではなく，腫瘍の周囲にある赤く腫れた炎症部分だけをステロイドがおさめてくれた結果，狭くなっていた気管が広がるということです。

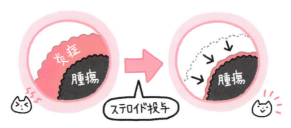

ステロイドの次を考える

　ステロイドでなんとか呼吸困難がおさまっている間に，放射線治療やステント治療を行うかどうかを検討します。放射線治療をする場合は，照射中もステロイドは継続して，照射による炎症で再び狭窄することをおさえるようにします。ステント治療がどれくらいできるかは，その施設の呼吸器外科の状況次第というのが実情です。

Check Point

- **酸素飽和度も高いし肺にも大きな問題はない呼吸困難——気管の狭窄ではないですか？**

| 根拠となる研究・文献 |

　気管狭窄に対するステロイドについては，臨床試験や前向き研究はなく，症例報告程度です。

何にせよ数が少ないので，臨床試験を組みにくいという事情があります

難治性ではないはずの呼吸困難――理由を見分けて対処する

上大静脈症候群
――顔と手がむくんできた

 判断するカギ こんな言葉，こんな症状がカギになります

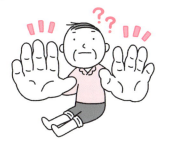

- 両手と顔がむくんできた（足はむくんでない）。しかも，かなり短期間に，尋常じゃなく
- CTで確認すると上縦隔に腫瘍がある

判断の確定

- CTで上大静脈（SVC）を圧迫している腫瘍（あるいは血栓）を確認する

　上大静脈症候群の頻度はそう多くはないのですが，対応策があるので診断をつけておきたい病態です。

　最初に気が付くのは呼吸困難の悪化ですが，「あれっ，両手と顔（特に瞼）がむくんでるなあ」と気が付けば診断に至ります。寝ている時に重力でむくみができますので，朝は顔のむくみがひどくなりますが，夕方は起き上がっているのでむくみが減ります（だから，午後ばかり見ていると気が付かないかもしれませんね）。

判断は，最終的には画像検査で確定します。

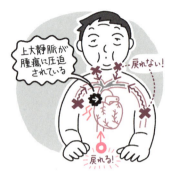

上大静脈は顔や腕の血液を心臓に戻す静脈なので，そこが圧迫されると血液が戻れなくなって上半身がむくみます（足に浮腫はありません）

 対応

- とりあえずはステロイドを使う
- その間に，放射線治療をするのかステント治療をするのか，しないのかを検討する
- 利尿剤を投与する
- 上肢から行っている補液があれば下肢からに変更する

おや…上の2つは1つ前の項目「気道狭窄がある」の対応と同じですね。管をふさぐ病態なので，「管をあける」という意味で同じなんです。ステロイドの投与方法もおおむね一緒です。ステントは放射線科（IVR科）が行うことが多いのですが，施設によってかなり差があります。

気道狭窄と違う点を挙げると，内科的には，利尿剤を投与すると効くことがあります。看護的には，「点滴を上肢からしない」が鉄則で，ちょっと不便ですが下肢から静脈投与するようにします。

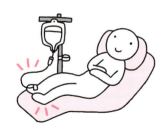

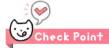

Check Point

- 上半身がむくんでいる呼吸困難——上大静脈症候群ではないですか?

| 根拠となる研究・文献 |

上大静脈症候群に対するステロイドにしぼると臨床試験や前向き研究はなく,症例報告程度です。ステントについては,国内で比較試験が終了しています。

- Takeuchi Y, Arai Y, Sone M, et al.: Evaluation of stent placement for vena cava syndrome: phase II trial and phase III randomized controlled trial. Support Care Cancer, 2018. [Epub ahead of print]

> 難治性ではないはずの呼吸困難——理由を見分けて対処する

頻度は低いけれど，あったら治療できる原因（心嚢水，気胸）

判断するカギ　こんな言葉，こんな症状がカギになります

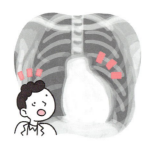

- 心嚢水：呼吸困難で撮った胸部X線で，心拡大が異常にある（CTだとすぐにわかります）
- 気胸：聴診で片側の呼吸音がしない，急に発症，たまに胸痛があるが，いつもあるわけではない

判断の確定

- CTか超音波で心嚢水が溜まっていることを確認する
- X線写真で肺が虚脱していること（気胸）を確認する

肺だけでなく心臓も見る

　心嚢水は，これという決まった症状がないので気付くのが難しいのですが，呼吸困難が強くなった時はとりあえずX線を撮るでしょうから，その時に心陰影が変に拡大していれば，「心嚢水かな？」と考えてCTか超音波で確認することになります。

　気胸については，筆者は2例経験があります。そのうちの1例は急に息苦しくなり，咳込みが強くなりました。がん性リンパ管症も多発肺

難治性ではないはずの呼吸困難——理由を見分けて対処する
■ 頻度は低いけれど，あったら治療できる原因（心嚢水，気胸）

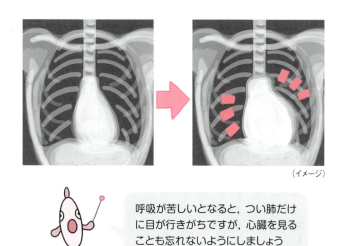

（イメージ）

呼吸が苦しいとなると，つい肺だけに目が行きがちですが，心臓を見ることも忘れないようにしましょう

転移もあったので，呼吸困難が強くなった時に「もとの病気が進んでいるんだなあ」で終わってしまったら，それ以上苦痛緩和できることが見つからなかったわけです。「苦しくなったら聴診くらいしようよ」というのが染みついていれば，左右の胸の音を聴いて，「あれ，片方だけ聴こえない，おかしい」「胸水かな，胸水だったら抜けば楽になるかな…」とX線を撮るところまでたどりつき，X線写真で「あれ，気胸だ！」となります。

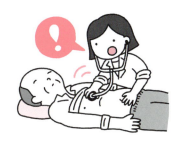

聴診は基本なんですが，「ずっと苦しい人がますます苦しくなった時」にちゃんと聴くのをついつい忘れてしまうことがあるので要注意です

- 心嚢水を外に出す（ドレナージ）
- 気胸の場合は脱気する

いずれも通常の対応で，溜まっているものを外に出します。

水を外に出す

　心嚢水は，胸水と違って癒着剤を入れずにドレナージだけする施設も多いと思いますが，その施設の循環器科の考え方によるでしょう。「がんだから特に気を付けること」というのはありませんが，心嚢水のドレナージをするタイミングをいつにするかはなかなか難しいかもしれません。「循環動態が悪くなったら（心タンポナーデになりかけたら）」という場合もあるのですが，緩和治療としてはその前にやらないと苦痛緩和にならないので，時期の相談（交渉）になることがあります。

- めったにないけど，その呼吸困難，心嚢水か気胸のせいではないですか？

呼吸困難は「原因になっている病態を探して治療する」のが基本です。疼痛のように薬がたくさんあるわけではないので，呼吸困難の原因を把握して，それに対する治療を確実に行うことが何より大切になります

| 根拠となる研究・文献 |

終末期の呼吸困難という文脈での実証研究はありません。

難治性ではないはずの呼吸困難――理由を見分けて対処する

ステロイドが入っていない
――何にでも効くわけではないけれど…

 判断するカギ こんな言葉，こんな症状がカギになります

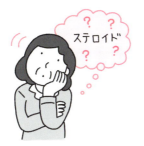

- 呼吸困難があるけれどステロイドを使っていない
- 過去に一度もステロイドを使用していない
- 少量（0.5～1 mg）のステロイドしか投与されていない

判断の確定

- 呼吸困難が強いわりに，中用量以上（リンデロン® で 4 mg～）のステロイドを試したことがないことで判断する

　呼吸困難に対する薬物療法の武器は本当に少なく，国内では MST，MST とよく言われていました。M＝モルヒネ，S＝ステロイド，T＝トランキライザー（抗不安薬）のことです。ステロイドは腫瘍周囲の炎症を和らげることで呼吸困難を緩和することがあるので，「一度は試してみる薬」と考えられています。

ステロイドが効く病態，効かない病態
　ステロイドはどんな呼吸困難にも効くわけではなく，効くことが実証研

表1 ステロイドが呼吸困難に効く病態・効かない病態

効くことが実証研究で示されている病態
- がん性リンパ管症（特に少量の胸水がある場合）
- 聴診でwheeze：ウィーズ（高調性連続性副雑音，ヒューヒューいう音）が聴こえる

実証研究では示されていないけどきっと有効だと考えられている病態
- 気道狭窄
- 上大静脈（SVC）症候群

効かないだろうとされている病態
- 肝転移が著明，腹水による横隔膜圧迫による呼吸困難
- 全身衰弱による呼吸困難（余命が週の単位以下の場合）

究で示されている病態，実証研究では（まれな病態で数が集まらないので）示されていないけどきっと有効だと考えられている病態，効かないだろうとされている病態があります（表1）。

　がん性リンパ管症はもともとステロイドが有効と考えられていた病態でしたが，特に少量の胸水が一緒にある場合にはステロイドの効果が高いことが実証研究でわかりました。また，聴診で「ヒューヒュー」いう音（wheeze）が聴取される場合は，気道のどこかに（機械的，機能的＝喘息のような）狭窄があるということで，ステロイドの効果があります。

　数が少ないので実証研究で結論を示すというところまでいきませんが，気道狭窄や上大静脈（SVC）症候群は圧迫を減らすことで呼吸困難を和らげることができる（はず）とされています。

　一方，当たり前と言えば当たり前ですが，肝転移や腹水が著明で横隔膜を圧迫しているせいで息が苦しい時は，ステロイドを使っても圧迫が減るわけではないので，呼吸困難を和らげる効果はありません。

余命が週から日の単位の場合

　また，余命が週から日の単位で生じる全身衰弱による呼吸困難にもステロイドの効果がないことがわかっています。死亡直前期に不用意にステロイドを使うと，せん妄になったりしますので，少ないながらも効果を期待して（精神症状があるかもしれないけど）ステロイドを使ってみ

るか，無理せず（不必要な合併症の可能性は避けて）ステロイドは控えておくか，の2択になります。

呼吸困難の緩和に必要なステロイドは，倦怠感に使うよりも高用量になるので，倦怠感の緩和目的でごく少量がずっと使われている場合（例えば，リンデロン®で0.5 mg）は，「使っていない」と考えます。

対応

- リンデロン® 4〜8 mg 朝1回×3〜5日を試してみる
- （副作用を少なくしたい場合は）初日2 mg，副作用がなければ2日目4 mg，大丈夫なら3日目から6 mg×3日と漸増してもよい

対応に行き詰まっている呼吸困難で，多少なりとも効果が見込めそうな場合，つまり，予後が週単位として長め，あるいは短めながら月単位はありそう，原因ががん性リンパ管症・気道狭窄・上大静脈症候群，聴診でwheezeが聴こえる，肝転移・腹水が原因ではない，ということなら，短期間ステロイドを投与して効果をみます。

ステロイドをいきなり高用量から使うことによる精神症状の合併症を避ける場合には，段階的に投与量を増量する方法が安全です。リンデロン® 2 mg×1〜2日，4 mg×1〜2日…のように初期に「副作用が出ない」ことを確認して増量していきます。

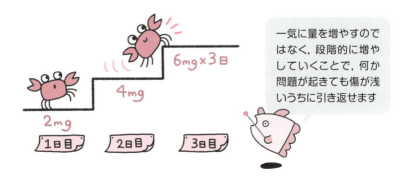

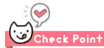

Check Point

- ステロイドが効くか試してみましたか？

| 根拠となる研究・文献 |

　観察研究や小規模の介入試験で「効果がありそうだ」というくらいの知見で，本格的な比較試験はこれからです．下記は，どういう患者にステロイドが効きそうかを見た試験です．

- Mori M, Shirado AN, Morita T, et al.: Predictors of response to corticosteroids for dyspnea in advanced cancer patients: a preliminary multicenter prospective observational study. Support Care Cancer, 25(4):1169-1181, 2017.

> ステロイドが本当に呼吸困難に効くのか，比較試験を実施中です（2018年現在）

難治性ではないはずの呼吸困難——理由を見分けて対処する

オピオイドを増加しすぎ
——増やしていったらなんか変
（視線が合わない・話ができない，ピクピクする，せん妄になった）

 判断するカギ こんな言葉，こんな症状がカギになります

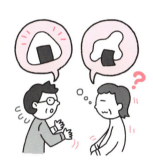

- 呼吸困難にモルヒネ／オキシコドン持続注射を始めたが増量していったらなんか変？
- 視線が合わない・話ができない，ピクピクする，せん妄になった
- ちゃんと話ができていたのに，できなくなった
- モルヒネ／オキシコドンの投与量が24 mg/日を超えている

判断の確定

- 「モルヒネ／オキシコドンの増量中に視線が合わない・話ができない，ピクピクする，せん妄になった」現象で判断する

　これは，「呼吸困難に対するオピオイドは量を増やしたら増やしただけ効くのか？」という課題の着眼点になります。難しい課題で，おそらく専門家の間でも意見に多少ばらつきがあります。

　そもそも呼吸困難に対するオピオイドは，疼痛に対するオピオイドと違います。比較試験を行っても「呼吸困難がすっかりなくなった」という人が多いわけではなく，NRS（11段階の痛み評価法）の平均で1段階

くらい低下すれば効果があるといっているわけです．例えば，「治療前は5くらいの呼吸困難が4になりました」という結果で「効果があった」としています．それでもプラセボより効果があったのだから，「薬としては有効」と考えます．

> でも普通の感覚では，「（呼吸困難の程度が）11段階で5から4に下がった」だけでは「薬が効いた」という実感はなさそうですよね…

「まだ苦しい」時，モルヒネを増量するか

さて問題は，「薬としては有効」を，「モルヒネ／オキシコドンを使うと呼吸困難がなくなる」と思って使っていると，妙なことになるということです．

よくあるパターンを挙げてみます．NRS 7くらいの呼吸困難がある時に，モルヒネ持続注射を始めます．で，4か5か6くらいまで呼吸困難が緩和したとします．でも，その段階で患者に「苦しいですか？」と聞くと，「それは…まだ苦しいです」．さて，ここでさらにモルヒネを増量するかしないか？!…迷うところではないでしょうか．

増量すると効果がある場合もありますが，ちょっと眠そうな感じになることが多いですね（どれくらいの増量でそうなるのかはまだわかっていないのですが）．

眠そうになっている患者に，「苦しいですか？」と聞くと，苦しさは0になっているわけではないので，「まだ苦しいです（わりとよくはなりましたが）」…．そこでさらに増量すると，よくあるパターンが，視線が合わない・話ができない，四肢がピクピクする（ミオクローヌス）という状態になることがあります．この段階からさらに増量すると，大抵はっきりしたせん妄になります．

呼吸困難に"効く"モルヒネの量

慢性閉塞性肺疾患（COPD）などの慢性の呼吸困難（終末期の呼吸困難ではありません）の研究では，効果があるとしたらモルヒネは経口で30 mg/日以下，大抵の人で10 mg/日で有効性を感じるということがわかっています。ですから，呼吸困難にモルヒネやオキシコドンを使う人で，モルヒネの投与量が15 mg/日以上，多めにみて24 mg/日以上，さらに多くみても36 mg/日以上は，呼吸困難に"効く"量を超えているのではないか？　とも考えられます。

判断は，絶対的な基準はないのですが「モルヒネ／オキシコドンの増量中に視線が合わない・話ができない，ピクピクする，せん妄になった」現象で判断します。

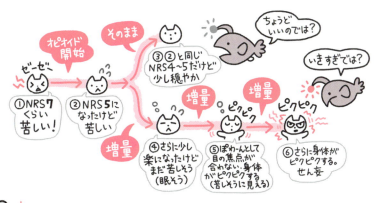

対応
- モルヒネを一旦減量する（腎不全もあればオキシコドンに変更して減量）
- ミオクローヌスも目立ってきた場合，ごく少量のミダゾラムを併用する

対応としては，多すぎるオピオイドを減量して，ミオクローヌスもあればドルミカム®（ミダゾラム）を少し併用します。この場合，「意識も

低下せずに呼吸困難がまあまあ緩和している状態」まで回復することが目標になります。ドルミカム®は「鎮静」で使用しているのではなく，呼吸困難の緩和とミオクローヌスの抑制のために使用します。

● モルヒネ単剤から「オピオイドとミダゾラム少量コンビネーション投与」への変更

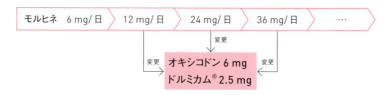

モルヒネ単剤の治療と，「オピオイドとドルミカム®少量コンビネーション投与」のどちらがいいのか，はっきりとした見解はまだありません。でも少なくとも，単剤で増量しているうちに「変な感じ」になった患者は，呼吸困難に対するオピオイドの有効量を上回っていると考えて，オピオイドは減量，神経毒性に対してはドルミカム®を少量併用することでまあまあの苦痛緩和が維持できることがしばしばあります。

Check Point

- オピオイドを増やしているうちに話せなくなった──オピオイドの量を戻してドルミカム®を少量加える選択をしますか？

| 根拠となる研究・文献 |

「慢性の呼吸困難にはモルヒネ10〜30 mgでよいのではないか」との，ある程度の実証研究に基づいたコンセンサスがあります。

オピオイドによる神経毒性を伴う呼吸困難を対象とした実証試験はありません。「最初から（神経毒性がなくても）ミダゾラムを加えては？」については，Cerchietti LCという

基礎系の先生が一時いろいろな緩和治療の臨床試験をしており，その時に「モルヒネ単独よりもミダゾラムを使った方が（意識が低下せずに）呼吸困難が和らぐ」という比較試験を発表しているのですが，試験の質という面でちょっとまゆつばです。

- Currow DC, McDonald C, Oaten S, et al.: Once-daily opioid for chronic dyspnea: a dose increment and pharmacovigilance study. J Pain Symptom Manage, 42(3): 388-99, 2011.
- Navigante AH, Cerchietti LC, Castro MA, et al.: Midazolam as adjunct therapy to morphine in the alleviation of severe dyspnea perception in patients with advanced cancer.J Pain Symptom Manage, 31(1):38-47, 2006.

オピオイドを「どこまで」増やしてよいのかは，今後の臨床試験ではっきりすると思います

> 難治性ではないはずの呼吸困難——理由を見分けて対処する
>
> # オピオイドの早送りをしないで
> # ベースアップだけしている

 判断するカギ こんな言葉，こんな症状がカギになります

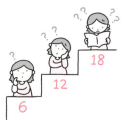

- ベースアップをしているのになかなか楽にならない
- そういえば，ベースアップはしているけど早送りをしていない

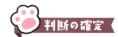 **判断の確定**

- 早送りをせずにベースアップだけをしていることで判断する

　疼痛にもいえることなのですが，オピオイドのベースアップをする時に，早送りをするのかしないのかという問題があります。特に呼吸困難の場合，患者の状態もあまりよくないので，「早送りすると怖い」という気持ちが働くと，ついついベースアップだけで対応しがちです。

　そうなるとどうなるか…。次ページの図はドルミカム®でのシミュレーションなのでモルヒネではもっと濃度が安定するのに時間がかかるのですが，こんな感じとイメージを持つために見て下さい。

　ベースアップだけで対応していこうとすると，何度も何度もベースアップしているつもりでも血中濃度はなかなか上がらず，最終的に安定するのははるか先，24時間後になってしまいます。早送りを1, 2回ま

たは，投与初期にローディングといって早送りするくらいの量を1〜2時間で投与するようにすると，血中濃度が早く上がって安定します。

● 早送りをするか，しないか（ドルミカム®の場合）

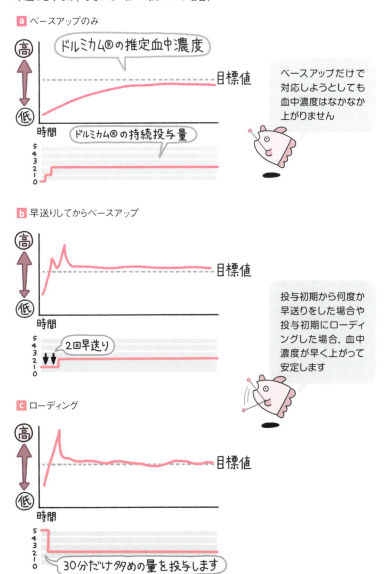

実際に呼吸困難のある終末期の患者でどのような血中濃度になっているかを測定した人は世界中に1人もいませんが，"ベースアップだけ"して対応しようとすると，思いのほか「血中濃度は上がっていない」とはいえます。

- ベースアップする時には，早送りか，ローディングを一緒にする

基本的に，ベースアップする前には早送りをします。早送りが怖いと思う時は，早送り分だけを1〜2時間で入るようにその時だけ投与速度を早くします。例えば，12 mg/日（0.5 mg/時）のモルヒネを投与している時，次に18 mg/日に増量したいとして，増量と一緒に1時間分（0.5 mg）を早送りするのが基本です。1時間分にあたる0.5 mgを1時間で入れるようにローディングしても構いません。

- ベースアップする時，早送りもしていますか？

| 根拠となる研究・文献 |

モルヒネが呼吸困難に（薬として）有効だ，つまり，薬効がある，というエビデンスはあるのですが，「こう使ったらいいよ」という使い方についてのエビデンスはありません。「理論上そうだろうと考えられる」という感じです。

「モルヒネをこう使うとよい」という再現性のあるアルゴリズムが作れるように，研究を進めています

> 難治性ではないはずの呼吸困難——理由を見分けて対処する
>
> # レスキュー量が少なすぎる
> ——フェンタニル貼付剤を使っている人に
> モルヒネ注を併用したら早送りしても効かない

 判断するカギ こんな言葉，こんな症状がカギになります

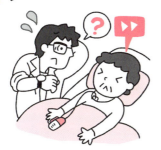

- フェンタニル貼付剤を使っている人が呼吸困難になってモルヒネ／オキシコドンの持続注射を始めた
- オピオイドの1時間分を早送りしてもさっぱり効かない

判断の確定

- 1日合計のオピオイド量を計算して，1時間量が少なすぎないかを計算する

モルヒネに置き換えか，併用か，部分的置き換えか

　フェンタニル貼付剤を使っている人が呼吸困難になってモルヒネ／オキシコドンの持続注射を始めた時は，「早送り量」に注意が必要です。フェンタニル貼付剤を疼痛で使っている患者が呼吸困難になった場合，実際上の選択肢は，①フェンタニル貼付剤を全部はがしてモルヒネ注だけにする，②フェンタニル貼付剤はそのままにしてモルヒネ注を追加する，③フェンタニル貼付剤の半分くらいをはがしてその分をモルヒネ注

にする，などの方法が実際国内の臨床では行われているようです。

　国際的には，フェンタニル貼付剤が高価なこともあり，おおむね①の安価なモルヒネに変更する方法が主に行われています。国内では，呼吸困難が強い時は全身状態が悪化しているので，そんな時に全量をモルヒネに置き換えるのも気を使うよなあ…という医師がそれなりの数おり，②の"併用"や③の"部分的置き換え"も行われています。

併用にした場合の早送りの量を確認してみる

　ここでは，併用にした場合のモルヒネの投与量と1時間量を見てみましょう。表2 を見て下さい。

　この表は，疼痛でフェントス®テープ（以下，フェントス®）を使っている人に呼吸困難が強くなった時の対応として，フェントス®に20%くらいのモルヒネ注射を上乗せした時の早送り量を考えたものです。以下の3通りの計算による量（表中の濃い色の部分）を比べています（頭がこんがらがるかもしれませんが，ゆっくり読めばわかります）。

❶ 上乗せしたモルヒネ注の早送り1時間分（1/24）の量
❷ フェントス®＋追加したモルヒネ注の合計量の1時間分（1/24）の量
❸ 通常それくらいのフェントス®であれば，使用している疼痛時モルヒネ量の1/3の量

　使っているフェントス®の用量が多くなればなるほど，追加した分のモルヒネ注の早送り1時間量（❶）は，合計量の1時間量（❷）や，通常使っている疼痛時モルヒネ量（❸）に比べてぐんと少なくなることがわかります。

　判断には，1日合計のオピオイド量を計算して，1時間量が少なすぎないかを計算しますが，手早くやる場合は，疼痛時の指示のモルヒネ経口薬の量を見て，その1/3程度が注射薬で入っているかの確認でもよいと思います。ちょっと少ないくらいならまあいいのですが，桁違いに少ない場合には，「少なすぎて効いていない」可能性があります。

表2 フェントス®にモルヒネを追加した場合の早送り量

フェントス®	1 mg	2 mg	4 mg	6 mg	8 mg	
フェントス®のモルヒネ経口相当	30 mg/日	60 mg/日	120 mg/日	180 mg/日	240 mg/日	÷2
フェントス®のモルヒネ注射相当	15 mg/日	30 mg/日	60 mg/日	90 mg/日	120 mg/日	20%
呼吸困難に追加したモルヒネ注射の1日量	3 mg/日	6 mg/日	12 mg/日	18 mg/日	24 mg/日	÷24
追加したモルヒネの早送り1時間分 ❶	0.12 mg/回	0.25 mg/回	0.5 mg/回	0.75 mg/回	1 mg/回	
フェントス®とモルヒネ注の合計量	18 mg/日	36 mg/日	72 mg/日	108 mg/日	144 mg/日	÷24
合計量の1時間分 ❷	0.75 mg/回	1.5 mg/回	3 mg/回	4.5 mg/回	6 mg/回	
通常使っている疼痛時モルヒネ経口量*	5 mg/回	10 mg/回	20 mg/回	30 mg/回	40 mg/回	÷3
疼痛時モルヒネ量の1/3 ❸	1.7 mg/回	3.3 mg/回	6.7 mg/回	10 mg/回	13 mg/回	

注：フェントス®に20%のモルヒネを併用したと仮定　＊：経口モルヒネ量の6分の1

- **1時間分のモルヒネの量を増やす**

　対応としては，少ない早送りの量を増やすのですが，決まった方法はありません。目安として，「おそらくモルヒネの1日合計量の1時間分（1/24）までは増量しても大丈夫だろう，疼痛時で使っていたモルヒネ経口薬の1/3くらいまでは大丈夫だろう」という目安を持ちます。実際にフェントス®の量がとても多い部分には耐性ができていて効いていないこともあり，8 mg以上の場合は計算の目安よりも少なくてすむことも多くあります。患者の状況を見て少しずつ増量します。

> - フェンタニル貼付剤＋モルヒネ／オキシコドンの持続注射の場合，1時間量が少なすぎていませんか？

| 根拠となる研究・文献 |

　フェンタニル貼付剤にモルヒネ／オキシコドンの持続注射を併用すること自体が国際的にはあまり行われていないので，研究としてはありません。

本当の難治性呼吸困難

治療目標を決める

　モルヒネ（オピオイド），ステロイド，抗不安薬（の少量投与）を行っても十分に取れない呼吸困難は，難治性呼吸困難とみなされます。疼痛と違って，これまたはっきりした「これが難治性」というコンセンサスはないと思いますが，表3 に挙げた呼吸困難が難治性になることが多いでしょう。

　原因からいえば，がん性リンパ管症や多発肺転移で肺野がない場合，ドレナージできない胸水が大量にある場合，治療できない気道狭窄／上大静脈（SVC）症候群／肺炎・全身衰弱の場合が難治性に当たります。
　酸素という観点から見れば，酸素吸入をしてもぎりぎりまでしか酸素飽和度が上がらない病態は苦痛というよりは生命の危機なので，呼吸困難があるのはしかるべきといえます。
　治療面からは，患者の意識に影響しないような少量のモルヒネでは，（少しは苦痛が緩和しても）患者の満足は得られない場合が該当します。呼吸困難は，せん妄の次に鎮静（苦痛緩和のための鎮静）の対象として頻度の高い苦痛です。

表3 難治性の呼吸困難

- がん性リンパ管症・多発肺転移・ドレナージできない胸水・治療できない気道狭窄／上大静脈（SVC）症候群／肺炎・全身衰弱の場合
- 低酸素血症を伴う
- モルヒネを少量（12〜24 mg/日）投与していても，患者の満足のいく緩和が得られない

疼痛と呼吸困難とが合併することはそれほどありませんが，せん妄と呼吸困難が合併することは多々あります。その場合，せん妄そのものはセレネース®（ハロペリドール）／アタラックス®とサイレース®少量くらいでコントロールできるのですが，「目が覚めると苦しい」という呼吸困難の方が苦痛としては前面に出てきます。

　他の治療抵抗性の苦痛と同じように，「眠気」と苦痛のバランスが相談の焦点になります。「息が苦しい」というのは，痛みと違って，24時間，意識がある限り呼吸しづらい感じが自覚されます。結局，①呼吸しづらさを感じないように眠気が増えることをよしとするか，②耐えられるくらい（まあまあの）息苦しさはよしとするか，の相談をしたいところです。

　難治性呼吸困難が生じているということ自体が，低酸素血症が進行して余命がいくばくもない（通常は数日）ということなので，苦痛を取ることばかりに意識がいって，「最後に会っておきたい人に会わせられなかった」「最後にお別れが言えなかった（患者も家族も）」ということにならないよう気を付けます。患者も家族も，苦痛は和らげてほしいと思っているはずですが，同時に，なるべく話をしたい，最後のお別れをしたいと思っているでしょうから。

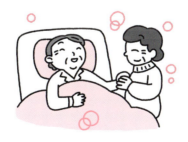

本当の難治性呼吸困難

少量のモルヒネ／オキシコドンで効果がない時の薬物療法

どこまでが「少量やねん」というのも難しいのですが，ここでは注射薬で 12〜24 mg/日くらいと考えて下さい．少量のオピオイドを投与したけれど効果がない時，薬物療法としては 3 択になります．このどれが適切かについての実証研究は全くありません（表4）．

1 つめの選択：そのままオピオイドを増量する

1 つめの選択肢として，まず考えられるのは，そのままオピオイドを増量するという考え方です．オピオイドが呼吸困難に効く上限についてのコンセンサスはまだありません．まず，大抵の専門家が「アウト」（これ以上オピオイドを増量してはいけない）と考えるのは，呼吸抑制が出現した場合（オピオイドの過量投与ですが，不思議なことに，呼吸抑制が生じていても「まだ苦しい」と言う人はいます），神経毒性が明らかにある時（ミオクローヌスが著明，せん妄が明らかな時）です．この場合は，「オピオイドで押しまくる」と患者をよけいに苦しめてしまうので，オピオイドは減量して，神経毒性に対する治療としてドルミカム®（ミダゾラム）の少量投与を併用します．

表4 少量のオピオイドが効果のない時の薬物療法の選択肢

1. そのまま増量する
   モルヒネ 12 mg → 18 mg → 24 mg → 36 mg…
2. 異なるオピオイドに変更する
   オキシコドン 24 mg → モルヒネ 24 mg
3. ミダゾラムを少量から併用する
   モルヒネ 12 mg → モルヒネ 12 mg ＋ ドルミカム® 0.2A
   → モルヒネ 12 mg ＋ ドルミカム® 0.3A…

難しいのは，軽度の神経毒性がある場合です（これを神経毒性と呼ぶことに抵抗がある人がいるかもしれません）。つまり，モルヒネを開始する前は意識清明で呼吸困難が強かったわけで，少し増量していくと，呼吸困難は「少し楽になったけど，まだ苦しい」段階に到達します。まだ苦しいので，もう少し増やしたらもっと楽にしてあげられるかなと考えるのは人情というもので，そうすると，増量した後に，確かに呼吸困難の訴えは少なくなったのですが，なんだかずっとぼや〜っとしていて，時々つじつまが合わない，軽度のミオクローヌスがある，といった状態になりやすくなります。

 精神医学的にはせん妄の診断がつき，オピオイド代謝の点からは軽度のオピオイドの神経毒性が出ていると考えます。しかし，この状態が苦しいのかどうか，患者の意識がぼや〜っとしているのでいまひとつはっきり評価できない…。さて，ここで臨床家が迷うのは，この状態をキープすることが患者にとっていいことなのか，この1段階前（呼吸困難はある程度あるけど，意識はしっかりしている）の方がいいのか？ という点です。

- どこまでオピオイドを増量してよいのか？

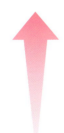

- 呼吸抑制〔呼吸数（RR）＜12回〕
- 中程度以上の神経毒性（ミオクローヌス，せん妄）
- 軽度の神経毒性（ミオクローヌス，せん妄）
- ぼや〜っとしており，時々つじつまが合わない 軽度のミオクローヌスがある
- 呼吸困難がまだある
- 意識清明だが中程度くらいの呼吸困難がある
- 意識清明で強い呼吸困難がある

 「意識を大切にしよう」と考える価値観（の患者，家族，医療者）の場合は，1段階前に戻して，そこでオピオイド以外の方法（送風とか夜間だけ眠れるようにするとか）を強化したり，せめてオピオイドのベース

アップはしないで早送りや，むしろ夜間中心に日中数時間の間欠的鎮静（サイレース®やドルミカム®を点滴して就眠するが，眠れたら中止する）で対応しようとするでしょう。これも1案です。

一方，「意識は下がってもいいから苦痛緩和に重点を置こう」と考える価値観の場合は，神経毒性がそれほどひどくないなら，治療目標が達成されていると考えてキープする場合もあるかと思います（程度によりけりですが）。

何にせよ，オピオイドを増量していくと徐々に神経毒性が出現してくるので，「どれくらいの増量で呼吸困難の対応として合格とするか」を患者や家族とよく相談する必要がある，ということです。

このあたり，一概にこれがいいよと言えないのですが…やはり大切なのは患者や家族が何を目標とするかを確認することです

2つめの選択：オピオイドを変更する

2つめの選択として，オピオイドを変更するという考えがあります。フェンタニルを使っている場合は，モルヒネ（またはオキシコドンやヒドロモルフォン）に変更した方がいいでしょう。オキシコドンを使っている時にモルヒネに変更するかどうかは，エビデンスもなく専門家によって意見も分かれるところです。「どうしても変えないといけない」というほどではないけれど，「時間に余裕があるなら，変更しても効果がないことを確かめた方がよい」という立ち位置です。投与量は，オキシコドン10 mg＝モルヒネ10 mgで構いません。

3つめの選択：ドルミカム®を併用する

3つめの選択は，ドルミカム®（ミダゾラム）をごく少量併用するとい

う考えです。ドルミカム®は「鎮静」という目的でなくても，呼吸困難を緩和する効果もあると考えられています。実際，呼吸困難でモルヒネを使う患者で意識は明瞭でも少しミオクローヌスがある時に，ごく少量（0.25A/日）のドルミカム®を併用することで意識はしっかり（少し眠気があるけど，会話はできて），呼吸困難が楽になるという現象を見ます。ドルミカム®の投与量が増えると，結局（薬剤のせいか病状の悪化かは本当のところはわかりませんが）意識は低下するでしょうから，多くても1A/日，通常は0.5A/日までででしょうか。

いずれの対策をとるとしても，夜間は就眠できるように就眠対策（せん妄対策）を併用します。実際上は，夜間にセレネース®（ハロペリドール）やサイレース®を投与した場合，日中も多少残ってそれでうとうとして苦痛が少なくなることが多いです。「夜間就眠をはかった間欠鎮静の薬剤のハングオーバーで眠気が残っている状態」といえます。

意識を大事にするのか，苦痛をとにかく取るのか

さて，これらに全く効果がない時は，何らかの方法で鎮静薬を持続投与することになるでしょう。最もよく使われるのはドルミカム®ですが，呼吸困難がなくなることを目的として，少量から開始して増量します。その結果，患者の意識がなくなる場合もあるのですが，鎮静薬で意識がなくなったのか，病状自体の悪化で意識がなくなったのかは，実はわかりません。

大事なのは，意識を大事にしてまあまあの症状コントロールでいくのか，意識はいいから苦痛をとにかく取るという方針でいくのかをよく相談し，コンセンサスを得ることが大事です。ドルミカム®が効果のない時は，フェノバール®の持続皮下注射を用います。

| 根拠となる研究・文献 |

　難治性呼吸困難も，なんとか緩和できないかと世界中で熱心に研究されている領域です。既存の治療がどんな患者に本当に有効なのか，どのような方法なら安全なのかが十分にわかっていないので，今後集中的に研究する必要があるとされています。

　ちょっと変わったところでは，BiPAP のような呼吸補助装置や，酸素以外のガスも臨床試験はされていますが，臨床応用されるのにはまだまだです。オピオイドが終末期にどのくらいの効果があるのかも，詳細のところは十分にわかっていません。

- Jansen K, Haugen DF, Pont L, et al.: Safety and effectiveness of palliative drug treatment in the last days of life-a systematic literature review.Pain Symptom Manage, 55(2): 508-521, 2018.
- Viola R, Kiteley C, Lloyd NS, et al.: Supportive Care Guidelines Group of the Cancer Care Ontario Program in Evidence-Based Care.: The management of dyspnea in cancer patients: a systematic review.Support Care Cancer, 16(4):329-337,2008.
- Vargas-Bermúdez A, Cardenal F, Porta-Sales J.: Opioids for the management of dyspnea in cancer patients: evidence of the last 15 years-a systematic review. J Pain Palliat Care Pharmacother, 29(4):341-352, 2015.

第 4 章

悪心嘔吐が
取りきれない時

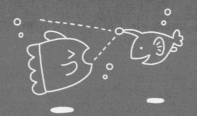

Overview

　悪心嘔吐は，最終的には経口摂取をひかえれば治療抵抗性になることはほとんどありません（ですから，本章のみ"本当の難治性の悪心嘔吐"の項目はありません）。でも，なんとかなる悪心嘔吐にもう一歩届かないことがあるので，少しだけ書いておきます。

　まず，悪心嘔吐の原因をはっきりさせたいところですが，大ざっぱに，「上部消化管の閉塞」か，「上部消化管閉塞ではないけれど，腹部の病変」か，「それ以外（腹部に異常はない）」か，の区分ができれば治療目標は設定できます（図1）。特に，「上部消化管の閉塞」かを見るのが大事で，胃から十二指腸までの消化管がつまっている場合は，溜まったものを出さない限りはずっと気持ち悪いままなので見きわめが重要です。

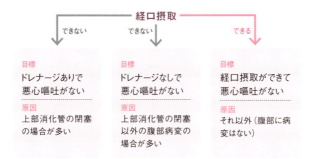

図1 悪心嘔吐に対する緩和治療の流れ

■Overview

　「上部消化管の閉塞」の多くは,「ドレナージ(胃管など)を入れた状態で悪心嘔吐がない」が最大限の目標になります。
　「上部消化管の閉塞以外の腹部病変」ではドレナージまでは必要ない場合もありますが,経口摂取はひかえた方が苦痛緩和という点ではよい場合が多くなります。
　「腹部以外の原因(頭蓋内圧亢進などの頭部病変や高カルシウム血症)」では,経口摂取もそこそこしながら悪心嘔吐のコントロールがほどほどつきます。

難治性ではないはずの悪心嘔吐——理由を見分けて対処する

胃に内容物が溜まっている

  判断するカギ こんな言葉，こんな症状がカギになります

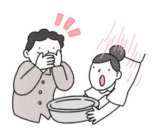

- 制吐剤を打っても嘔吐が続く
- うえっとこみ上げるような感じ，えづきがある，吃逆がある
- 腹部を見ると心窩部が盛り上がっている
- 胃がん，膵がん，腹部の腫瘍がある

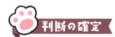 **判断の確定**

- CTで胃・十二指腸が拡張していることを確認する
- NGチューブ（胃管）を入れると大量の消化管内容物が出て，楽になることで確認としてもよい（治療的診断）

　吐き気がおさまらない…プリンペラン®打った，ノバミン®打った，セレネース®まで打った，おさまらないなあ…と言っている時は，高頻度に上部消化管の閉塞が多いと思います。

　そのつもりで見てみると，うえっとこみ上げるような感じ，えづきがある，吃逆がある…そして，心窩部が盛り上がっている。嘔吐と嘔吐の間で水を飲んでしまうと，吐いた分より水が溜まってしまってもとの木阿弥に…。

「ああ，これは薬じゃおさまらないやつだ」と気付けば，CTなどで胃・十二指腸が拡張していることを確認して判断がつきます。

そう何度も何度もCTは撮れませんが，以前のCTからだいたいどこがつまるかはわかるので，それでおおよそ判断できます。腹部を見ると心窩部が膨れていて，胃管を入れると大量に胃内容物が出て，それで「さっぱりした」「症状がなくなった」ことで判断してもいいです（治療的診断）。

● 拡張している胃・十二指腸

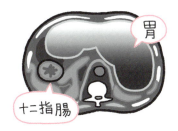

CT画像を見ると，胃・十二指腸が大きく拡張しているのがわかります

● X線でガスが写らない胃

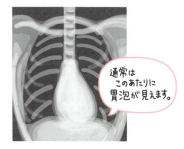

胃にガス（黒い部分）が全く見られません

● 心窩部が膨れている感じ

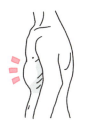

痩せていると普通は心窩部がへこみますが，胃に内容物が溜まっている場合はこのあたりが膨らんでいます

- **胃内容物をドレナージする**
- **通常は細いNGチューブ（経管栄養用のもの）を入れる（「嘔吐する」のを好む人もいる）**

　対策は，とにかく「溜まっているものを外に出す」ことです。通常はNGチューブを使って外に出しますが，NGチューブが嫌という患者の中には「自分で吐くからいい」という人もいます。

　NGチューブの使用については，説明の仕方や使い方で患者の希望がかなり違ってきます。迷っている時は，実際に使用するチューブを見せて触ってもらうと，「これくらいならいけそう」という人もいます。使うチューブも術後に使う硬いものではなくて，経管栄養用（＝長期留置を前提として作ってある）の軟らかいもので大抵は十分です。

　NGチューブは「一度入れると入れっぱなし」というイメージを持っている人もいます。「まず一度使ってみて，その入れた感じで苦しかったら1回で抜くようにしますよ」と説明すると，実際には入れた後でもそう苦しくないので，「あれっ，意外と苦しくないから，これ入れといてもらえます？」となることも多いです。

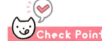

- **止まらない吐き気——胃に内容物が溜まっているのでは？**

| 根拠となる研究・文献 |

　外国では胃がんが日本のように多くないので，上部消化管にまつわる症状の研究報告はほとんどありません。胃に溜まっているものを出せば症状が楽になることも当然と言えば当然でもあり，実証研究はありません。

難治性ではないはずの悪心嘔吐──理由を見分けて対処する

原因がわかれば治せる病態
（頭蓋内圧亢進，高カルシウム血症）

 こんな言葉，こんな症状がカギになります

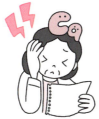

- （腹部を押さえてもなんともないけれど）頭痛がある，意識がぼや〜っとしている，そういえば脳転移があった（あるいは，最近頭部の画像検査をしていない）
- 意識がぼや〜っとしていて，血液検査を見たらカルシウム値が高い

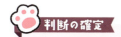

- **頭部の画像検査，血液検査で判断する**

　吐き気の原因は，頭部→腹部→カルシウムと順に考えます（カルシウム→頭部→腹部の順でもOKで，決まった順番はありません）。吐き気があるからといって腹部の問題とは限らず，頭蓋内転移，高カルシウム血症のことがあります。最近，骨転移でランマーク®（デノスマブ）注射を使うせいか，高カルシウム血症は年々少なくなっている印象で，逆に中枢神経転移は増えているように感じます。

頭蓋内圧亢進

　頭部由来の嘔吐は，教科書的には「噴出するような嘔吐，明け方に強い嘔吐（脳圧が朝上がるので）」といいますが，筆者の感じでは，「腹部

を押さえてもなんともない」が一番疑わしい入口です．その目でみると，(腹部を押さえてもなんともないけれど) 頭痛がある，意識がぼや〜っとしていることに気付くという順番かなあと思います．

判断の確定は画像検査になります．最近の画像や以前の画像で転移があれば確定なのですが，逆に「最近頭部の画像検査をしていない」場合も，その間に新しい病変が出ている可能性があります．そう多くはないのですが，たまに，腫瘍以外の要因，硬膜下血腫が見つかることがあります (その場合は治療すると症状も取れて，そんな原因でしたか…とわかって感謝されます)．

高カルシウム血症

高カルシウム血症は血液検査でみます．症状がオピオイドの副作用と一緒 (眠気，吐き気，便秘) なので，血液検査がないとわからない合併症です．

対応

- **頭蓋内圧亢進：ステロイドの投与，放射線照射**
- **高カルシウム血症：ビスホスホネート製剤の投与，補液**

原因に応じた標準的な対応をします．頭蓋内圧亢進であればステロイド (と場合によってはグリセオール®)，高カルシウム血症ならビスホスホネート製剤を投与します．

Check Point

- **その吐き気，頭蓋内圧亢進や高カルシウム血症ではないですか？**

| 根拠となる研究・文献 |

実証研究として，特にこれだけを研究したものはありません．

難治性ではないはずの悪心嘔吐――理由を見分けて対処する

見落とされがちなよくある原因
（便秘と胃潰瘍）

判断するカギ こんな言葉，こんな症状がカギになります

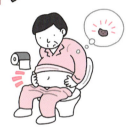

- （吐き気のことばっかり聞いていたけど）そういえば腹部が張っている，「このところ便が出てない」「出てるけどちょっとだけ…」
- （吐き気っていうか…）「胃がむかむかする」「胸焼けがする」「（胃のあたりが）熱い」

判断の確定

- 便秘は排便状況で判断するが，はっきりさせたい時は単純X線撮影をする
- 胃潰瘍の場合，通常は胃内視鏡検査までする必要はなく，抗胃潰瘍薬を使用してよくなれば胃炎，胃潰瘍のせいと考える（治療的診断）

「気持ち悪い」とつながりにくい「便秘」

　悪心嘔吐の原因で意外と多そうだなと思うのが，便秘。「気持ち悪い」と言われると，医師や看護師の頭の中では「悪心」と置き換えられるのですが，「便秘でおなかが張ってて気持ち悪い」にはつながりにくいようです。

　患者が自分から便秘について話すことはそう多くなく，聞いてみると「そうなんだよ，最近出が悪くて大変で…」と教えてくれます。通常は，患者から聞き取った内容だけで判断できますが，悪心嘔吐の原因がわからずきちんと診断したい時は，（消化管閉塞がないかどうかも同時

に見たいでしょうから）たかが便秘といわずに単純X線で確認するとすっきりします。

進行がん患者は胃炎，胃潰瘍のリスクが高い

胃炎，胃潰瘍は本当に悪心の原因になっているのかと聞かれると自信はないのですが，はっきりしない「吐き気」の訴えのある人で，プロトンポンプ阻害薬（PPI）などの抗胃潰瘍薬を使用すると症状がなくなる人が確かにいるなあと思います（自然経過でよくなったのを見ているだけなのかもしれませんが）。

進行がんの患者はストレスも多いのですが，NSAIDs，ステロイドと胃を荒らす薬もよく使いますので，胃炎，胃潰瘍のハイリスクです。

まれに，「胃転移」や「（重複がんとしての）胃がん」というのがあり，胃内視鏡検査をすると「ああ，このせいだったか…」とはっとさせられることがあります。通常は胃内視鏡検査をするほどまでのことはなく，抗胃潰瘍薬を投与して症状が消えれば胃炎，胃潰瘍と判断します。

対応

- 便秘対策をする
- 抗胃潰瘍薬を投与する

当たり前ですが，便秘対策（便秘薬の処方，水分摂取など）をしたり，抗胃潰瘍薬を投与します。

Check Point

- 吐き気がするのは，便秘のせいではないですか？

| 根拠となる研究・文献 |
実証研究はありません。

悪心嘔吐の研究自体が少ないんですね…

難治性ではないはずの悪心嘔吐——理由を見分けて対処する

crashed stomach 症候群という病態

 判断するカギ こんな言葉，こんな症状がカギになります

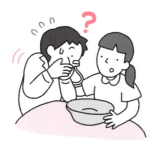

- 少しずつ嘔吐する，NG チューブ（胃管）が入っているのに悪心嘔吐が止まらない
- 腹部を見てみると心窩部に大きな硬い腫瘍がある（肝腫大のことが多い）
- CT 画像を見ると大きな腫瘍が上腹部にある

判断の確定

- CT で腫瘍（通常は巨大な肝腫大）で胃が圧迫されているのを確認する

　ここでカギになるのは，crashed stomach（クラッシュされた胃＝つぶされた胃）症候群を知っているかどうかです。

　よくある臨床像としては，嘔吐が続く，頭部とかカルシウムのことではなく消化管の問題だ，NG チューブを入れた，これでおさまるはずなんだけど，NG チューブを入れた後も嘔吐が少し続く…。NG チューブから吸引しても胃内容物があまり出てこない…なんでだろう？

肝腫大や上腹部のリンパ節転移が大きいと，胃を圧迫して胃の内腔がほとんどない状態にしてしまうことがあります．これを crashed stomach 症候群といっています．

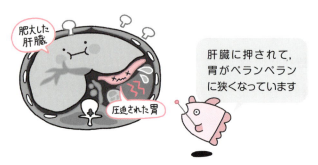

- **時間を決めて（＋飲水した直後に），NG チューブから吸引する**

　対応の根本は，「胃の中の本来溜まるスペースがものすっごく小さくなっている」とイメージすることです．ちょっと溜まるとすぐ反射で嘔吐になってしまって，溜まる量が少ないので，「ちょびちょび嘔吐する」ことになります．

　"ちょびちょび嘔吐"を防ぐためには，定期的に吸引することで「常に胃が空（から）」な状態をつくることが要点になります．

　食道が閉塞していても，似たような状態になります．たまにあるケースですが，閉塞により，食道の内腔しか溜まるスペースがなくなってしまうと，すぐにスペースがいっぱいになってしまいます．

　この場合は，狭いスペースに溜まったものを時間を決めてきちんと取ってあげることが大事です．

　全く水分をとっていないようでも，唾液を嚥下するだけで1日500 mL 以上の水分が食道に入りますので，「何も食べていない／飲んでいないから溜まっていないはず」ではなく，溜まっているスペースが

少ないことをイメージして対応します。

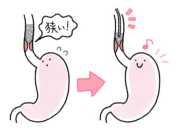

食道に溜まったものを吸引すると，いくぶん楽になるはずです

> **Check Point**
> - NG チューブが入っていても嘔吐する——胃のスペースがないのでは？

| 根拠となる研究・文献 |

　これまた実証研究はありません。

難治性ではないはずの悪心嘔吐——理由を見分けて対処する

口腔カンジダ・口腔内が汚れている

判断するカギ こんな言葉，こんな症状がカギになります

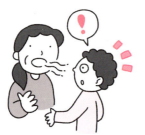

- 口腔内を見ていない
- 口臭がする
- 「変な味がする」「気持ち悪い」

判断の確定

- 口腔内を見て，白苔・カンジダが確認できれば確定

　悪心嘔吐の「原因」というわけではないのですが，吐き気があると口腔内が汚くなり，口腔内が汚くなると「変な味がする」「気持ち悪い」，それで嘔吐して…の悪循環になることがあります。

　口腔内を見ればそれとわかりますから，むしろ「あれっ，この人，口腔内しばらく見てないんじゃないかな」というのがきっかけになります。口臭が強いなと感じて，「口の中，見せて下さいますか」と口を開いてもらって気付く，というのもあるでしょう。

　ステロイドを使用していると，口腔カンジダ症のハイリスクになりま

す。ちょっと口腔ケアが入らないと，すぐカンジダが生えてきてしまいます。

「口がまずい」と表現する患者もいます。この表現，浜松ではよく聞くのですが標準語なのでしょうか？

- **口腔ケアをきちんとする**

これも文字にすると「口腔ケアをきちんとします」——当たり前のことと思われがちなのですが，患者の口の中がどうなっているかちゃんと見ているかと言われると，自信がない人も多いはずです。

筆者の病院では，看護師だけでなく歯科衛生士に口腔ケアを行ってもらっていて，特に吐き気のある人は口腔内を見て，対応してもらうようにしています

Check Point

- 吐き気のある患者の口腔内，今週見ましたか？

｜根拠となる研究・文献｜

悪心嘔吐との関連ということでは，「これ！」という実証研究はないと思います。

Check Point 一覧

> ひととおりやってみても苦痛が緩和されない…
> そんな時checkしてみて下さい

■ 難治性ではないはずの痛み──理由を見分けて対処する

- ☐ 起きた時に痛む──マットの硬さはそれでいいと言っていますか？　17
- ☐ 痛いところ，実は筋肉じゃないですか？　22
- ☐ もし急に痛くなったなら，出血，感染，虚血，穿孔ではないですか？　27
- ☐ その痛み，ひょっとして昔からのお付き合い？
  （変形性頸椎症／腰椎症／膝関節症／肩関節周囲炎）　31
- ☐ 骨折していたら，グラグラを固定しましたか？　36
- ☐ 痛みが強い人，アセトアミノフェンとNSAIDsが抜けていませんか？　41
- ☐ 飲んでいても効いてない──実は吸収してないのでは？　47
- ☐ 神経の痛みなら，オピオイドを増やす前に（一緒に）鎮痛補助薬も併用しましたか？　54
- ☐ 片頭痛ならトリプタン系薬剤，頭痛で頭蓋内圧亢進があればステロイド，
  頭部表面の神経痛なら末梢神経ブロック（オピオイドより有効）は考えましたか？　59
- ☐ 増量幅が前日のレスキュー合計量より小さいなら，絶対量が足りないだけの
  可能性が高いかも？　64
- ☐ ベースの鎮痛薬がフェンタニル貼付剤だけではないですか？　68
- ☐ 「夜だけ痛い」のならば，夜の鎮痛薬が足りないのではないですか？　73
- ☐ 「夜は寝ちゃうといいんだけど，昼間が痛い」のではないですか？　79
- ☐ 身体をひねらずに重力を逃すことができていますか？　82
- ☐ 痛くなる時がわかっているなら，予防的に（経口なら1時間前に）
  薬を使っていますか？　86
- ☐ 食べたら痛いなら，いっそのこと食事をやめて輸液にする手はないですか？　89
- ☐ 副作用（便秘，吐き気）が気になって，痛み止めを意図的に
  「控えている」のではないですか？　94
- ☐ レスキュー薬を定期オピオイドと一緒に飲まないように我慢していませんか？
  （一緒に飲んでも大丈夫）　97
- ☐ レスキュー薬を「口に入れるまで」に時間がかかるなら自己管理にしては？　100
- ☐ レスキュー薬の量，少なすぎませんか？　105
- ☐ レスキュー薬の投与間隔，内服1時間／注射15分にしていますか？　108
- ☐ オピオイドを増やせないのが吐き気のせいだとしたら，その吐き気の原因，
  わかっていますか？　111
- ☐ 「眠いけど痛い」なら，難治性疼痛かどうかによって目標を変えていますか？　116
- ☐ 高齢者でぼうっとしちゃう──非オピオイド鎮痛薬は最大量使っていますか？　119

- ■ 難治性ではないはずのせん妄——**理由を見分けて対処する**
  - □ 不穏で落ち着かない人，尿・便は出ていますか？　141
  - □ 不穏で落ち着かない人，かゆみ・発熱・口渇はありませんか？　145
  - □ 夜間の静脈ルートの差し替えが，不穏や落ち着かない原因になっていませんか？　148
  - □ せん妄の患者さん，夜に排尿が多くないですか？　152
  - □ その不穏，普段の習慣や日中にしていたことが気になっているからでは？　156
  - □ 見えていますか？ 聞こえていますか？ を確認しましたか？　159
  - □ そのせん妄の原因，わかってますか？ ひょっとして，高カルシウム血症，がん性髄膜炎，トルソー症候群，高アンモニア血症，ビタミンB_1欠乏では？　164
  - □ せん妄の患者に，ステロイドが夕方投与されていませんか？　167
  - □ 短時間作用型睡眠薬，三環系抗うつ薬，ハイスコ®を使い始めてからせん妄になっていませんか？　171
  - □ 「モルヒネの影響＋腎不全」の可能性，ないですか？　175
  - □ 不眠時のセレネース®に就眠作用のある薬剤を併用していますか？　181
  - □ IVルートがないならないで，他の投与経路を考えましたか？　185

- ■ 難治性ではないはずの呼吸困難——**理由を見分けて対処する**
  - □ 暑くない？ 無風じゃない？　200
  - □ 身体を動かした時の酸素流量が足りないのでは？　204
  - □ 溢水，感染，胸水など苦しい原因そのものに対して，できることはないですか？　209
  - □ 酸素飽和度も高いし肺にも大きな問題はない呼吸困難——気管の狭窄ではないですか？　212
  - □ 上半身がむくんでいる呼吸困難——上大静脈症候群ではないですか？　215
  - □ めったにないけど，その呼吸困難，心嚢水か気胸のせいではないですか？　218
  - □ ステロイドが効くか試してみましたか？　222
  - □ オピオイドを増やしているうちに話せなくなった——オピオイドの量を戻してドルミカム®を少量加える選択をしますか？　226
  - □ ベースアップする時，早送りもしていますか？　230
  - □ フェンタニル貼布剤＋モルヒネ／オキシコドンの持続注射の場合，1時間量が少なすぎていませんか？　233

- ■ 難治性ではないはずの悪心嘔吐——**理由を見分けて対処する**
  - □ 止まらない吐き気——胃に内容物が溜まっているのでは？　246
  - □ その吐き気，頭蓋内圧亢進や高カルシウム血症ではないですか？　248
  - □ 吐き気がするのは，便秘のせいではないですか？　250
  - □ NGチューブが入っていても嘔吐する——胃のスペースがないのでは？　253
  - □ 吐き気のある患者の口腔内，今週見ましたか？　255

索引

欧文

A
a part of the normal dying process　136
allodynia　51
antipsychotics　177
anxiolytics　177
attention to detail　12, 114

C
chemotherapy-induced peripheral neuropathy (CIPN)　29
crashed stomach 症候群　251

D, E, G
difficult symptom　1
end-of-dose failure　95
GABA 受容体　179

H
H_2 ブロッカー　170
hyperesthesia　52

I
intolerable symptom　1
IV ルートが取れない　183

M, N
Mires の長管骨骨折の予測スコア　33, 34
NG チューブ　111, 246, 251
NRS (numerical rating scale)　223
NSAIDs　30, 37

P
painDETECT　51
parmanent block　123
patient controlled analgesia (PCA)　46
psychotropics　177

R
RANNS　51
refractory symptom　1

T
terminal delirium　137
torsades de pointes　129

W, X
wheeze, 呼吸困難　220
WHO 方式がん疼痛治療法　12
X 線撮影, 痛くない工夫　34

和文

あ
アセトアミノフェン　21, 30, 37, 39, 40, 70, 76, 131
アセトアミノフェン坐薬　174
アセリオ®　38, 39, 85, 110, 122, 144
　──, 高齢者　118
アタラックス®- P　177, 180, 187
アブストラル®　79
アミノレバン®　163
アルプラジラム　178
アロディニア　51
安静時呼吸困難　194, 195
アンペック® 注　148

い
胃・十二指腸の拡張　245
イーフェン® バッカル　79
胃炎　110, 250
胃潰瘍　110, 250
「痛いけど, 眠い」　112
溢水, 呼吸困難　206
「いつもの痛み方じゃない」　23
インターベンション治療　11, 114, **123**

う, え
ウィーズ, 呼吸困難　220
エアマット　16
永久ブロック　123
エルロチニブ　161

お
オキシコドン, 呼吸困難　194
オキシコドン持続皮下注射　38, 40, 44

オキノーム®，高齢者　118
オキノーム®，呼吸困難　194
オキファスト®　38, 45, 46, 66, 85, 110, 122
オクトレオチド　111
悪心嘔吐　242
　──，オピオイド増量中　109
オピオイド
　──，吸収されていない　43
　──，呼吸困難　194, 223
　──，せん妄　112
　──，眠気　112
　──，吐き気　109
　──，早送り　228
　──，ベースアップ　228
　──，ローディング　229
　──持続皮下注射　38, 40, 44
　──の血中濃度　61
　──の増量　61, 63, 71, 78, 96, 237
　──の投与量と眠気の関係　61
　──の変更　94, 148, 196, 238
オプソ®，呼吸困難　194
オランザピン　93

か

顔と手のむくみ　213
化学療法誘発性末梢神経障害　29
下肢静脈血栓症　162
肩関節周囲炎　28
ガバペン®　52
カフェイン　115
かゆみ，せん妄　142
カロナール®　37, 76
間欠的鎮静　181
肝出血　24
肝性脳症　142, 163
がん性髄膜炎　59, 161
がん性腹膜炎　87
がん性リンパ管症　220, 234
関節炎　30
感染，呼吸困難　207
肝不全　136, 163, 179, 188
　──によるかゆみ　143

き

気胸　217
キシロカイン®　131, 132
気道狭窄　210, 220, 234
胸水，呼吸困難　207, 209
胸部フェノールブロック　124, 125
強力ポステリザン®　40
キレ際の痛み　95
筋骨格痛　20
筋収縮性頭痛　55
筋肉の虚血による痛み　18
筋膜リリース　21, 22

く

クエチアピン　170, 177
薬の効果，タイムラグ　84
苦痛緩和のための鎮静　190
くも膜下モルヒネ　128, 130
グリセオール®　59
クロルプロマジン　177
　──，皮下投与　184

け

頚髄への浸潤　9
経鼻胃管チューブ　111
経皮的椎体形成　127
ケタミン　131
ケタラール®　131, 132

こ

高アンモニア血症　162
口渇，せん妄　143
高カルシウム血症，悪心嘔吐　248
高カルシウム血症，せん妄　136, 160
抗凝固療法　162
抗菌薬，皮下投与　208
口腔カンジダ　254
口腔ケア　255
高血糖，ステロイド　151
抗コリン薬，せん妄　169
抗精神病薬　176
向精神薬　176
後頭神経痛　55, 57
抗不安薬　176, 179

索引

硬膜外ブロック　30, 33, 35, **123**
呼吸困難　194
　——に効くモルヒネの量　225
骨折　32
骨転移　10, 33, 99, 122, 127
コントミン®　177, 181
　——，皮下投与　184

さ

サイレース®　132, 178, 180, 187
　——，皮下投与　184
サインバルタ®　53, 122
サドルブロック　124, 126
三環系抗うつ薬　169
三叉神経の末梢枝の疼痛　55, 57
酸素流量の調節　202
酸素療法　194
3段階除痛ラダー　12
サンドスタチン®　111

し

ジアゼパム　178
自己調節鎮痛法（PCA）　46
膝関節症　28
死に至る通常の過程　136
ジプレキサ®　93
終末期せん妄　137, 154
宿便，せん妄　139
消化管穿孔　25
上下副神経叢ブロック　126
上大静脈症候群　**213**, 220, 234
上部消化管の閉塞　242
食道の閉塞　252
腎盂腎炎　27
心拡大　216
心窩部の盛り上がり　244
神経障害性疼痛　8, 10, 49
　——を起こしやすい場所　50
神経毒性　236
神経ブロック　11
腎梗塞　25
心囊水　216, 218
腎不全　136, 172, 174

す

スインプロイク®　93
頭蓋内圧亢進　55, 56, 242, 247
スコポラミン　169
頭痛の原因　55
ステロイド
　——，がん性髄膜炎　59
　——，気道狭窄　211
　——，高血糖　151
　——，呼吸困難　219, 220
　——，上大静脈症候群　214
　——，せん妄　165
　——，頭蓋内圧亢進　58
ストロンチウム　122

せ，そ

制吐剤の使い分け　93
脊柱起立筋の痛み　19
セニラン®坐薬　185
セルシン®　178
セルシン®注射液，舌下投与　185
セレネース®　132, 176, 180, 187
　——，皮下投与　184
セロクエル®　170, 177, 181
仙骨神経叢への浸潤　9
せん妄　136
　——，オピオイド　112
　——と呼吸困難の合併　235
　——の原因に応じた治療　164
　——の原因になる主な薬剤　169
ソラナックス®　178

た

ダイアップ®坐薬　185
大後頭神経　57
体性痛　50
体動時呼吸困難　194, 201
体動時痛　75, 80, 122
耐え難い苦痛　1
多尿，せん妄　149, 151
「食べない」という選択　88
タルセバ®　161
胆管炎　27

ち

中枢神経への転移　56
長管骨骨折　33, 34
腸閉塞　87
治療抵抗性かを判断する5原則　2
治療抵抗性の苦痛　1
治療的診断　15
治療目標
　――, せん妄　137, 138, 187
　――, 難治性呼吸困難　234
　――, 難治性疼痛　120
鎮静　181, 190, 197, 239
鎮痛補助薬, 神経障害性疼痛　52
鎮痛補助薬, 難治性疼痛　132

つ, て

痛覚過敏　52
低酸素血症　136, 179, 197, 202, 234
摘便　140
デジレル®　170
デルマトーム　49
点滴差し替え, せん妄　146

と

頭蓋内圧亢進　55, 56, 242, 247
導尿　140
突出痛　8, 10, 99
ドパミン受容体　179
トラゾドン　170
トラベルミン®　93
トラマール®, 高齢者　118
ドリエル®　177
トリガーポイントブロック　21, 22
トリプタノール®　53, 122, 169
トリプタン系薬剤　58
トルサード・ド・ポワント　129
トルソー症候群　162
ドルミカム®　178, 190, 225, 236, 238
　――, 皮下投与　184
　――, 舌下投与　185
ドンペリドン　93

な

ナイキサン®　144

内固定, 骨折　34
内臓痛　50
ナウゼリン®　93
治るせん妄と治らないせん妄　136
難治性呼吸困難　234
難治性せん妄　187
難治性疼痛　8, 11, 114, **120**

に, ね, の

尿閉, せん妄　139
「眠くもならないし, 痛みも変わらない」　60
眠気と鎮痛のバランス　11, 120
眠気の出る薬　72, 114
脳転移　55, 56

は

ハイスコ®　169, 170
ハイパーエステジア　52
発熱, せん妄　143
バップフォー®　151
ハロペリドール　132, 176, 180, 187
　――, 皮下投与　184
半減期の短い睡眠薬　168
パンコースト腫瘍　10

ひ

非オピオイド鎮痛薬　37
脾梗塞　25
ヒスタミン受容体　179
ビタミンB_1欠乏　163
ヒドロキシジン　177
「ピリピリ, ジンジン」する痛み　49
ヒルナミン®　189
昼間だけ痛い　76
頻尿, せん妄　149, 151

ふ

フェノール　125, 126
フェノバール®　190
フェンタニル口腔粘膜吸収剤　79
フェンタニル貼付剤　103, 231
　――, 耐性　65
　――からモルヒネ／オキシコドン注射薬への切り替え　67

索引

フェントス®テープ　63, 66, 103, 232
腹腔神経叢ブロック　124, 125
腹膜神経叢への浸潤　9
不対神経叢ブロック　124, 126
フルニトラゼパム　133, 178
　　——，皮下投与　184
フルルビプロフェンアキセチル　38
プレガバリン　30, 38, 52
フロセミド　208
ブロチゾラム　178

へ

ベースアップ，定期オピオイド　61, 63, 96
壁側胸膜への浸潤　9
ベシケア®　151
ベタナミン®　115
変形性胸椎症　28
片頭痛　55, 56
ベンゾジアゼピン系薬　178
便秘　110, 249

ほ

放射線照射，痛み　84
放射線治療，難治性疼痛　122
補正カリシウム値　161
ポラキス®　151
ホリゾン®　178
ホリゾン®注射薬，舌下投与　185
ボルタレン®　40, 76, 122, 174

ま, み, む

マイナートランキライザー　176, 178
末梢神経ブロック　59
麻薬の自己管理　98, 100, 101
ミオクローヌス　173, 225, 239
ミダゾラム　178, 225, 236, 238
　　——，皮下投与　184
ミルタザピン　93
難しい苦痛　1

め

メサドン　128, **129**
メジャートランキライザー　176
メリメリする音，喉元　206

も

モニラック®　163
モルヒネ
　　——，呼吸困難　194, 223, 224
　　——からメサドンへの換算率　129
　　——持続皮下注射　38, 40, 44

や, よ

薬物療法，難治性疼痛　122
腰椎症　28
夜になると痛い　69

ら, り

ラシックス®　208
理学療法　21, 30, 194
リスパダール®　170, 177
リスパダール®液　185
リスペリドン　177
リドカイン　131
リフレックス®　93
菱形筋の痛み　20
リリカ®　30, 38, 52, 72, 122, 143
リンデロン®　58, 166, 221

れ

レスキュー薬
　　——，投与間隔　106
　　——，量が足りない　102
　　——の増量　104
　　——の調節　78
　　——を飲まない理由　91, 95
レボメプロマジン　189
レミッチ®　144
レンドルミン　178

ろ

ロキソニン®　37, 40, 70, 72, 122, 174
ロピオン®　38, 39, 85, 110, 122, 144
　　——，高齢者　118
ロラゼパム　178

わ

ワイパックス®　178
ワコビタール®坐薬　185